PREOCUPACIÓN INMEDIATA ¿Cómo abordar a una persona con problemas de salud menta

- Antes de interactuar, considere **la seguridad** de usted mismo, de la persona y de los demás
- ¿Hay algún familiar o amigo que pueda ayudar?
- Encuentre un lugar adecuado y seguro (para ambos) para hablar.
- Exprese su disposición a estar ahí para la persona
- **Busque ayuda inmediata si la persona representa un peligro para sí misma o para los demás; llame al 988**

SUICIDIO:
Los pensamientos suicidas siempre deben tomarse en serio. Una persona con tendencias suicidas activas es una emergencia psiquiátrica. Llame al 988.

SEÑALES DE ALERTA DE SUICIDIO

- Hablar o escribir con frecuencia sobre la muerte o el suicidio
- Comentarios sobre sentirse desesperado, impotente o sin valor, sin motivos para vivir
- Aumento del consumo de alcohol o drogas
- Aislamiento de amigos, familiares y comunidad
- Comportamiento imprudente o participación en actividades arriesgadas
- Comportamiento imprudente o participación en actividades

FACTORES DE RIESGO DE SUICIDIO

- Pérdidas y otros acontecimientos (por ejemplo, muerte, dificultades económicas o legales, ruptura sentimental, acoso)
- Intentos de suicidio previos
- Antecedentes de trauma o abuso
- Tener armas de fuego en el hogar
- Enfermedad física crónica, dolor crónico
- Exposición al comportamiento suicida de otras
- Antecedentes de suicidio en la familia

REMISIÓN
Remitir con un profesional de la salud mental o médica

Evaluar a la persona

- **Nivel de angustia:**
  ¿Cuánta angustia, malestar o angustia siente? ¿En qué medida es capaz de tolerar, gestionar o afrontar la situación?
- **Nivel de funcionamiento:**
  ¿Es capaz de cuidarse a sí mismo? ¿Es capaz de resolver problemas y tomar decisiones?
- **Posibilidad de peligro:**
  Peligro para sí mismo u otros, incluyendo pensamientos suicidas o de hacer daño a otras personas

Consejos para remitir a alguien con un profesional de la salud mental

- Identifique a un profesional de la salud mental, tenga una lista
- Comunique claramente la necesidad de remitir a la persona
- Haga que la remisión sea un proceso colaborativo entre usted y la persona o la familia
- Tranquilice a la persona o a la familia asegurándoles que les acompañará en el proceso
- Sea claro sobre la diferencia entre el apoyo espiritual y atención clínica profesional
- Haga un seguimiento; manténgase en contacto; apoye la reintegración
- Ofrezca recursos comunitarios y grupos de apoyo

¿CÓMO ACTUAR ANTE LA RESISTENCIA A LA AYUDA?

La resistencia a buscar ayuda puede provenir del estigma, de no reconocer el problema, de experiencias pasadas, de la desesperanza, de cuestiones culturales o de conceptos religiosos

- **Infórmese sobre la salud mental** y los tratamientos disponibles para ayudar a disipar los malentendidos
- **Seguir acompañando** a la persona o la familia; tratar de comprender las barreras
- **Utilizar historias** de personas que han pasado por situaciones similares; ayudar a la persona a darse cuenta de que que no está sola y que las personas pueden recuperarse
- Si es una persona creyente, **preguntarle cómo** le ayuda **su fe** a dar pasos hacia la recuperación.

Si cree que existe un peligro inminente para usted o para otras personas, llame al 988.

REFERENCIAS
Administración de Servicios de Abuso de Sustancias y Salud Mental (SAMHSA)
Asociación Americana de Suicidología, *Señales de advertencia y factores de riesgo*
Iniciativa de Liderazgo Judicial en Justicia Penal y Salud Mental, *Guía para jueces sobre enfermedades mentales*
Congregación Unitaria Universalista Mission Peak, *Salud mental*
Red Interreligiosa sobre Enfermedades Mentales, *Proyecto Clero Solidario*

800 Maine Ave. S.W., Suite 900
Washington, DC 22024
www.apaf.org/faith

AMERICAN PSYCHIATRIC ASSOCIATION FOUNDATION

Guía rápida sobre salud mental para líderes religiosos

LAS ENFERMEDADES MENTALES SON FRECUENTES En Estados Unidos, durante el último año:

Enfermedades mentales **varias:** más de 1 de cada 5 personas

Enfermedad mental **grave:** 1 de cada 20 personas

Trastorno por consumo **de sustancias:** 1 de cada 6 personas

EL SUICIDIO ES LA 11.ª CAUSA DE MUERTE MÁS COMÚN EN LOS ESTADOS UNIDOS.

SIGNOS OBSERVABLES: Algunas señales que podrían indicar la presencia de un problema de enfermedad mental

Estas observaciones **podrían** ayudar ayudar a identificar a una persona con una enfermedad mental, pero no son signos definitivos de dicha afección. Es posible que se necesite una evaluación clínica más exhaustiva de la salud mental.

CATEGORÍAS DE OBSERVACIÓN	**Cognición:** Comprensión de la situación, memoria, concentración	**Afecto/Estado de ánimo:** Contacto visual, arrebatos de emoción/indiferencia	**Habla:** Ritmo, continuidad, vocabulario *(¿Presenta dificultades lingüísticas?)*	**Patrones de pensamiento y lógica:** Racionalidad, ritmo, comprensión de la realidad	**Apariencia:** Higiene, vestimenta, gestos o comportamientos característicos
EJEMPLOS DE OBSERVACIONES *(¿Hay algo que no tiene sentido en el contexto?)*	• Parece confundido o desorientado las personas, el tiempo o el lugar • Tiene lagunas en la memoria • Responde a las preguntas de manera inapropiada	• Parece triste o deprimido o demasiado alegre • Abrumado por las circunstancia • Cambia de emoción de forma abrupta	• Habla demasiado rápido o demasiado lentamente, se le olvidan las palabras • Hace pausas largas al hablar (sin explicación)	• Expresa pensamientos acelerados, inconexos pensamientos • Expresa ideas extrañas Responde a voces o visiones inusuales	• Apariencia desaliñada; mala higiene • Viste de manera inapropiada • Tiembla, es incapaz de sentarse o permanecer quieto (sin explicación aparente)

COMUNICACIÓN: Cuando una persona sufre un trastorno de salud mental

- Hable despacio y con claridad; exprese empatía y compasión
- Trate a la persona con respeto
- Escuche; recuerde que los sentimientos y pensamientos son reales aunque no se basen en la realidad
- Elogie para reconocer o animar el progreso.
- No importa lo pequeño que sea; ignore los defectos.
- Si no conoce a la persona, no inicie ningún contacto físico.

EXAMEN

Pérdida de esperanza: parece triste, desesperado

Recomendaciones para responder:

- Según corresponda, infundir esperanza en un resultado final positivo
- En la medida de lo posible, establecer una conexión personal

Parece ansioso, temeroso, en pánico

Recomendaciones para responder:

- Mantener la calma; tranquilizar y calmar a la persona
- Intentar comprender

Pérdida de control: parece enfadado, irritable

Recomendaciones para responder:

- Escuchar, calmar, desviar la atención; preguntar por qué está molesto.
- Evitar las amenazas y la confrontación

Pérdida de esperanza: parece triste, desesperado

Recomendaciones para responder:

- Ser breve; repetir si es necesario
- Aclarar lo que se está escuchando de la persona

Para obtener más información, consulte Mental Health: A Guide for Faith Leaders, Segunda edición www.apaf.org/faith

Para muchas personas que buscan atención psiquiátrica, la religión y la espiritualidad tienen una influencia significativa tanto en su vida personal como en su vida social, y constituyen un componente importante en su proceso de recuperación.

La Alianza entre la Salud Mental y la Comunidad Religiosa se estableció con el propósito de promover el diálogo entre psiquiatras y líderes religiosos. Esta segunda edición revisada de la guía es fruto de ese esfuerzo conjunto.

La Alianza facilita la colaboración entre quienes trabajan en las diferentes disciplinas de la fe y la psiquiatría, y que comparten el objetivo común de promover la salud, la recuperación y la integridad. Proporciona una plataforma para que los psiquiatras y los líderes religiosos aprendan unos de otros. Los líderes religiosos pueden aumentar su comprensión del mejor tratamiento basado en la ciencia y la evidencia para los trastornos psiquiátricos. Del mismo modo, los psiquiatras y la comunidad de salud mental pueden aprender de los líderes espirituales y aumentar su comprensión del papel de la espiritualidad en la recuperación y el apoyo que pueden brindar los líderes religiosos.

Dado que la religión y la espiritualidad suelen desempeñar un papel fundamental en la recuperación, las personas que sufren problemas de salud pública suelen acudir primero a un líder religioso. Desde el punto de vista de la salud pública, los líderes de las comunidades religiosas son los referentes clave o «primeros respondedores» cuando las personas y las familias se enfrentan a problemas de salud mental o de consumo de sustancias. En ese papel, pueden ayudar a disipar malentendidos, reducir el estigma asociado a las enfermedades mentales y su tratamiento, y facilitar el acceso al tratamiento a quienes lo necesitan.

Esta guía proporciona información para ayudar a los líderes religiosos a trabajar con los miembros de sus congregaciones y sus familias que se enfrentan a problemas de salud mental. Su objetivo es ayudar a los líderes religiosos a comprender mejor la salud mental, las enfermedades mentales y su tratamiento, y ayudar a derribar las barreras que impiden a las personas buscar la atención que necesitan.

La Alianza y esta guía trabajan para fomentar relaciones respetuosas y colaborativas entre los profesionales de la salud mental y los líderes de las comunidades religiosas, lo que conducirá a una mejor calidad de la atención para las personas que se enfrentan a problemas de salud mental. Para obtener más información, consulte apaf.org/faith.

> “**Las personas que experimentan problemas de salud mental suelen acudir primero a un líder religioso.**”

Parte I

Panorama General de la Salud Mental

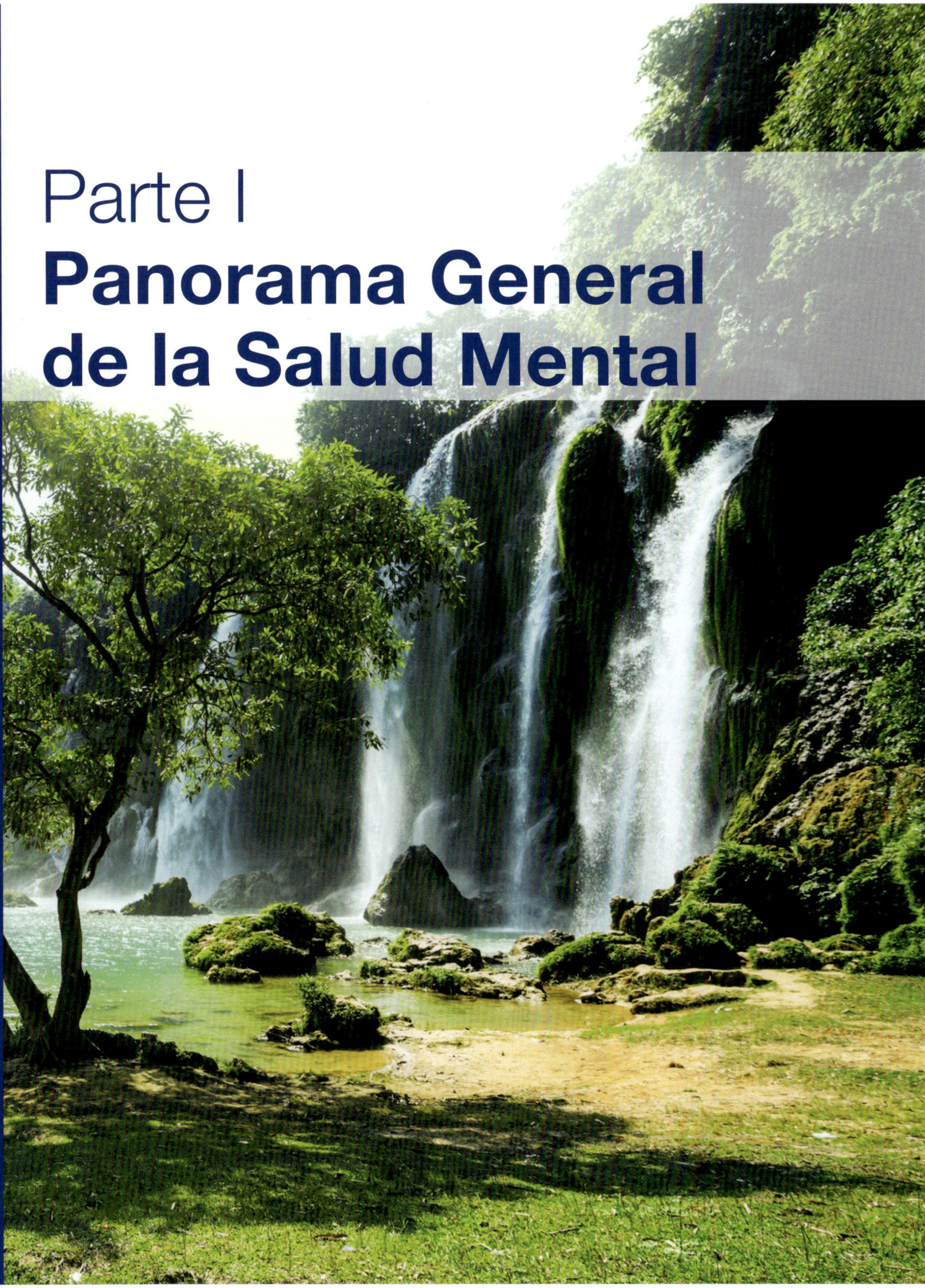

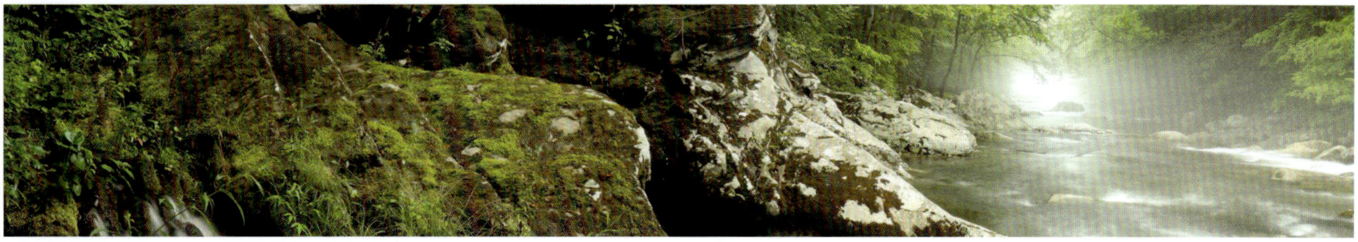

¿Qué es la enfermedad mental?

Las enfermedades mentales son condiciones de salud que implican cambios significativos en el pensamiento, las emociones o el comportamiento (o una combinación de estos). Las enfermedades mentales están asociadas con angustia y/o problemas para desenvolverse en actividades sociales, laborales o familiares.

Las enfermedades mentales son frecuentes: más de 1 de cada 5 adultos estadounidenses (22,8 %) presenta algún tipo de trastorno mental en un año determinado, y 1 de cada 6 personas de 12 años o más (16,5 %) padece un trastorno por consumo de sustancias. La salud mental de los adolescentes y adultos jóvenes es un motivo de especial preocupación, ya que la tasa de suicidios en el grupo de 10 a 24 años aumentó un 62 % entre 2007 y 2021.

Las enfermedades mentales son tratables. La gran mayoría de las personas con enfermedades mentales siguen desenvolviéndose con normalidad en su vida cotidiana.

Las enfermedades mentales no discriminan; pueden afectar a cualquier persona, independientemente de su edad, género, ingresos, estatus social, raza/etnia, religión/espiritualidad, orientación sexual, antecedentes u otros aspectos de su identidad cultural. Aunque las enfermedades mentales pueden aparecer a cualquier edad, tres cuartas partes de todas ellas comienzan antes de los 24 años.

No siempre está claro cuándo un problema de estado de ánimo o de pensamiento se ha vuelto lo suficientemente grave como para ser un problema de salud mental. A veces, por ejemplo, un estado de ánimo depresivo es normal, como cuando una persona experimenta la pérdida de un ser querido. Pero si ese estado de ánimo depresivo continúa causando angustia o interfiere en el funcionamiento normal, la persona puede beneficiarse de la atención profesional.

SALUD MENTAL	ENFERMEDAD MENTAL
La salud mental implica un funcionamiento eficaz en las actividades diarias, lo que se traduce en ▪ Actividades productivas (trabajo, escuela, cuidados ▪ Relaciones satisfactorias ▪ Capacidad para adaptarse al cambio y afrontar la adversidad	**La enfermedad mental se refiere colectivamente a todos los trastornos mentales diagnosticables, es decir, afecciones de salud que implican** ▪ Cambios significativos en el pensamiento, las emociones o el estado de ánimo ▪ Angustia y/o problemas para desenvolverse en actividades sociales, laborales o familiares

Fuentes: National Institute of Mental Health and Substance Abuse and Mental Health Service Administration. Para estos datos, la enfermedad mental grave se define como un trastorno mental, conductual o emocional (excluidos los trastornos del desarrollo y por consumo de sustancias) que provoca un deterioro funcional grave, que interfiere sustancialmente o limita una o más actividades vitales importantes (por ejemplo, trastorno depresivo grave, esquizofrenia, trastorno bipolar).

La salud mental es:

- La base del pensamiento, la comunicación, el aprendizaje, la resiliencia y la autoestima
- La clave para el bienestar personal, las relaciones y la contribución a la comunidad o la sociedad

Muchas personas que viven con una enfermedad mental prefieren no hablar de ello. Sin embargo, no hay razón para sentir vergüenza: se trata de una condición médica, al igual que las enfermedades cardíacas o la diabetes. Además, las enfermedades mentales pueden tratarse. Hoy sabemos mucho más sobre el funcionamiento del cerebro humano y contamos con tratamientos eficaces que ayudan a las personas a controlar con éxito estas condiciones.

Enfermedades mentales comunes

Las enfermedades mentales adoptan muchas formas. Algunas son bastante leves y solo interfieren de manera limitada en la vida cotidiana, como ciertas fobias (miedos

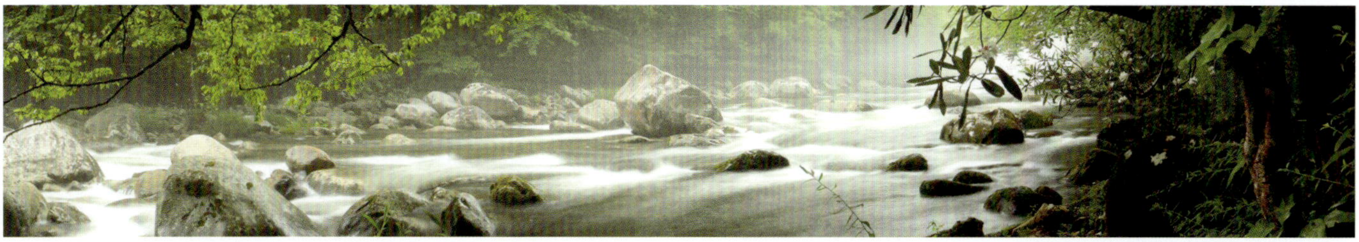

anormales). Otras enfermedades mentales son tan graves que la persona puede necesitar atención hospitalaria.

Los trastornos mentales pueden afectar a diferentes aspectos de una persona, como la personalidad, el pensamiento, la percepción, el estado de ánimo, el comportamiento o el juicio. A continuación se ofrecen breves descripciones de algunas enfermedades mentales comunes.

Para obtener más información sobre la gama completa de trastornos mentales, visite el sitio web de la APA en www.psychiatry.org/patients-families y consulte Understanding Mental Disorders: Your Guide to the DSM-5-TR (disponible en APA Publishing). Esta guía se basa en la última edición del *Manual diagnóstico y estadístico de los trastornos mentales (DSM-5-TR)*. El DSM especifica los síntomas que deben estar presentes para el diagnóstico de un trastorno mental determinado y es utilizado por profesionales de la salud mental de todo el mundo.

Trastornos de ansiedad

La ansiedad es una reacción ante el miedo o el estrés. Todas las personas se sienten ansiosas en algún momento, por ejemplo, al hablar frente a un grupo o al presentar un examen. En esas situaciones, se pueden experimentar síntomas como palpitaciones, dificultad para respirar o malestar general. La ansiedad considerada normal suele ser pasajera, puede manejarse y no dura más allá de la situación que la provoca.

Cuando la ansiedad se vuelve excesiva, implica un temor infundado a situaciones cotidianas e interfiere en la vida de una persona, puede tratarse de un trastorno de ansiedad. Casi el 30 % de las personas experimentarán un trastorno de ansiedad en algún momento de su vida Los trastornos de ansiedad adoptan muchas formas.

- **El trastorno de pánico** es un ataque repentino de miedo o terror. Los síntomas pueden incluir palpitaciones, sudoración, debilidad, mareos o sensación de asfixia. Las personas que sufren un ataque de pánico suelen temer que les vaya a pasar algo malo y sienten que pierden el control.
- **El trastorno de ansiedad social** (implica una ansiedad extrema en presencia de otras personas. Una persona puede tener mucho miedo de que los demás la observen o la juzguen. El miedo a quedar en ridículo puede ser tan fuerte que perturba las relaciones, el trabajo y otras actividades.
- **La agorafobia** implica evitar situaciones en las que escapar puede ser difícil o vergonzoso, o en las que podría no haber ayuda disponible si se producen síntomas de pánico. El miedo es desproporcionado con respecto a la situación real, dura seis meses o más y causa problemas en el funcionamiento.
- **Una fobia específica** es un miedo o ansiedad intensos que son desproporcionados en relación con el riesgo o peligro real que representa el objeto del miedo. Algunas fobias específicas comunes son el miedo a los espacios cerrados, los espacios abiertos, las alturas, volar y la sangre.
- **El trastorno de ansiedad generalizada** (TAG) implica una ansiedad y una preocupación excesivas durante la mayor parte de los días durante al menos seis meses. La preocupación se refiere a una serie de eventos o actividades y es difícil de controlar. La preocupación constante causa angustia y perturba las relaciones, el trabajo y otras actividades.

Depresión

La depresión es una condición médica seria que influye en cómo una persona se siente, piensa y actúa. Los principales signos de la depresión mayor son la tristeza persistente y la pérdida de interés o placer en las actividades cotidianas durante al menos dos semanas. Actividades como comer, convivir, mantener relaciones sexuales o realizar pasatiempos dejan de resultar atractivas.

Otros síntomas:

- Cambios en el apetito
- Cambios en el sueño
- (dormir demasiado o no poder dormir)
- Agitación, inquietud o cambios en los movimientos motores
- Sentimientos de inutilidad o culpa
- Problemas para pensar, concentrarse o tomar decisiones
- Falta de energía, fatiga
- Pensamientos sobre la muerte o el suicidio

La depresión es más intensa y prolongada que la tristeza común. Puede desarrollarse de manera gradual, agotando la energía, el disfrute y el sentido de la vida de una persona. Se estima que alrededor del 7 % de los adultos presenta depresión mayor en un año determinado y que 1 de cada 5 mujeres la experimentará en algún momento de su vida.

Algunas personas pueden expresar la depresión de manera diferente. Por ejemplo, algunas personas que están deprimidas pueden ser más propensas a quejarse de dolores corporales u otros síntomas físicos que de síntomas emocionales o del estado de ánimo.

Al igual que la ansiedad, la depresión puede adoptar diferentes formas.

- **El trastorno depresivo** mayor hace que una persona se sienta profundamente triste e incapaz de disfrutar de actividades que antes le gustaban durante al menos dos semanas. El trabajo, las relaciones y las actividades de la vida pueden verse afectados.
- **El trastorno depresivo persistente** (antes llamado trastorno distímico) es una forma más leve de depresión que persiste durante años. Las personas con distimia pueden sentirse tristes, irritables o cansadas la mayor parte del tiempo. Pueden sentirse desesperanzadas y tener dificultades para dormir o concentrarse. Su estado de ánimo depresivo puede interferir en sus relaciones, su trabajo y su disfrute de la vida.
- **La depresión perinatal** se refiere a los síntomas de depresión mayor en una madre justo antes o después del nacimiento de su bebé (depresión con inicio periparto).

Trastorno de duelo prolongado

El duelo es una respuesta natural a la pérdida de un ser querido. Para la mayoría de las personas, los síntomas del duelo comienzan a disminuir con el tiempo. Sin embargo, para un pequeño grupo de personas, el sentimiento de duelo intenso persiste y los síntomas son lo suficientemente graves como para causarles problemas e impedirles continuar con sus vidas. Trastorno de duelo prolongado

Se caracteriza por un dolor intenso y persistente que causa un malestar significativo o problemas para realizar las actividades cotidianas en el hogar, el trabajo u otras áreas importantes. Para diagnosticar un trastorno de duelo prolongado, el dolor debe durar más de un año, ser incapacitante y afectar al funcionamiento diario de una manera que el duelo típico no lo hace.

Trastorno obsesivo-compulsivo

El trastorno obsesivo-compulsivo (TOC) implica pensamientos perturbadores frecuentes (obsesiones) que causan ansiedad. Las personas con TOC suelen hacer cosas una y otra vez (compulsiones) para intentar controlar sus pensamientos y su ansiedad. Por ejemplo, una persona puede tener miedo de haber dejado la cocina encendida y volver una y otra vez para comprobarlo.

Trastorno por estrés postraumático

El trastorno por estrés postraumático (TEPT) puede aparecer después de que una persona haya experimentado o presenciado una situación que implique daño o amenaza de daño. Las personas con TEPT pueden sobresaltarse con facilidad o ser incapaces de sentir emociones positivas.

Pueden experimentar recuerdos recurrentes del evento que desencadenó el trastorno y enfadarse con facilidad.

Trastorno bipolar

El trastorno bipolar puede causar cambios drásticos en el estado de ánimo, desde sentirse eufórico y enérgico hasta sentirse muy deprimido, triste y sin esperanza. Los períodos de euforia y depresión se denominan episodios de manía o hipomanía (grados más leves de manía) y depresión. Durante un episodio maníaco, una persona puede hablar rápidamente, sentir poca necesidad para dormir y participar en actividades con un alto potencial de riesgo o dolor. Durante un episodio depresivo, una persona puede sentir desesperación, desesperanza o fatiga.

Las personas con trastorno bipolar corren un mayor riesgo que la población general de abusar del alcohol o las sustancias.

Adicción/trastornos por consumo de sustancias

La adicción es una enfermedad cerebral crónica que provoca un consumo compulsivo de sustancias a pesar de sus consecuencias perjudiciales.

Gracias a la investigación, ahora sabemos más sobre cómo la adicción afecta al cerebro y al comportamiento.

Los trastornos adictivos, incluidos los trastornos por consumo de sustancias y el trastorno por juego, son enfermedades mentales definidas.

En el DSM-5-TR® las personas consumen drogas por diversas razones: para sentirse bien, para sentirse mejor (por ejemplo, para superar sentimientos angustiosos), para rendir más, por curiosidad o porque sus compañeros lo hacen. La decisión inicial de consumir drogas suele ser voluntaria, pero con el uso continuado se producen cambios en el cerebro que afectan al autocontrol y al juicio de la persona. Al mismo tiempo, la adicción produce impulsos intensos de consumir drogas.

Muchas personas padecen tanto adicción como otra enfermedad mental. Los trastornos de salud mental pueden preceder a la adicción; el abuso de sustancias también puede desencadenar o agravar una enfermedad mental.

Dejar de consumir drogas es solo una parte del proceso de recuperación de la adicción, y las recaídas pueden ocurrir con frecuencia durante el proceso de recuperación. La adicción afecta muchos aspectos de la vida de una persona, por lo que el tratamiento debe abordar las necesidades de la persona en su totalidad para tener éxito. Estas necesidades pueden ser médicas, psicológicas, sociales o vocacionales.

El tratamiento puede incluir terapia conductual, entrevistas motivacionales y medicación, y debe adaptarse a las circunstancias y necesidades de cada persona. Los grupos de apoyo (como Alcohólicos Anónimos, Narcóticos Anónimos y otros) son una parte fundamental de la recuperación para muchas personas.

Factores de Riesgo y de Protección del Consumo de Drogas y la Drogadicción

FACTORES DE RIESGO	FACTORES DE PROTECCIÓN
Comportamiento agresivo en la infancia	Buen autocontrol
Falta de supervisión parental	Supervisión y apoyo de los padres
Habilidades sociales deficientes	Relaciones positivas
Experimentación con drogas	Competencia académica
Disponibilidad de drogas en la escuela	Políticas antidroga en la escuela
Pobreza de la comunidad	Orgullo del barrio

Fuente: Instituto Nacional sobre el Abuso de Drogas, 2024, Abuso de drogas y adicción.

Suicidio

El suicidio es la undécima causa principal de muerte en los Estados Unidos (la segunda causa principal entre los jóvenes de 10 a 14 años; la tercera causa principal entre las personas de 15 a 34 años).

Según los Centros para el Control y la Prevención de Enfermedades, cada año mueren por suicidio unas 48 000 personas y 1,5 millones intentan suicidarse en Estados Unidos. Los hombres son cuatro veces más propensos que las mujeres a quitarse la vida.

El suicidio se puede prevenir. El riesgo de suicidio se puede minimizar conociendo los factores de riesgo y reconociendo las señales de alerta.

Fuentes: Centros para el Control y la Prevención de Enfermedades, Sistema de Consulta y Notificación de Estadísticas sobre Lesiones basado en la web (WISQARS) de los CDC, https://wisqars.cdc.gov/ (datos para 2020-2022)

Centros para el Control y la Prevención de Enfermedades, «Datos del CDC sobre el suicidio, cdc.gov/suicide/facts/

Señales de advertencia de suicidio

Los cambios en el comportamiento pueden ser señales de alerta de que alguien puede estar pensando en suicidarse o planeándolo. Otras señales son las siguientes:

- Hablar o escribir a menudo sobre la muerte, el morir o el suicidio cuando estas acciones son inusuales.
- Hacer comentarios sobre sentirse desesperanzado, impotente o sin valor.
- Expresiones de no tener motivos para vivir; falta de sentido en la vida; incluyendo comentarios como «Sería mejor que no estuviera aquí» o «Quiero salir de aquí».
- Aumento del consumo de alcohol y/o drogas.
- Aislamiento de amigos, familiares y comunidad.
- Comportamiento imprudente o actividades más arriesgadas de lo habitual, aparentemente sin pensar.
- Cambios drásticos de humor.
- Regalar posesiones preciadas, poner los asuntos en orden, atar cabos sueltos o cambiar un testamento.

Línea Nacional de Prevención del Suicidio

La línea 988 (http://988lifeline.org) ofrece apoyo gratuito y confidencial las 24 horas del día, los 7 días de la semana, a personas en situación de angustia a través de llamadas, mensajes de texto y chat.

La línea de crisis 988 ofrece respuestas y recursos especializados para varios grupos de personas, entre los que se incluyen

- Veteranos (conectados con la línea de ayuda para veteranos en crisis)
- Hablantes de español (con opciones de voz, texto y chat)
- Personas LGBTQ+ (para ponerse en contacto con un asesor especializado, envíe un mensaje de texto con la palabra «PRIDE» al 988 o pulse «3» cuando llame).
- Personas que utilizan el lenguaje de signos americano (utilizando videoteléfonos para ponerse en contacto directamente con el 988).

Factores de riesgo de suicidio

Ciertos acontecimientos y circunstancias pueden aumentar el riesgo.

- Pérdidas y otros acontecimientos (por ejemplo, la ruptura de una relación o una muerte, fracasos académicos, dificultades legales, dificultades económicas, acoso escolar).
- Intentos de suicidio previos
- Antecedentes de trauma o abuso

- Tenencia de armas de fuego en el hogar
- Enfermedad física crónica, incluido el dolor crónico
- Exposición al comportamiento suicida de otras personas
- Antecedentes de suicidio en la familia

Adaptado de Factores de riesgo de suicidio, Administración de Servicios de Salud Mental y Abuso de Sustancias; y Señales de advertencia y factores de riesgo, Asociación Americana de Suicidología.

Diagnóstico

Algunas enfermedades mentales pueden estar relacionadas con una afección médica o imitarla. Por lo tanto, un diagnóstico de salud mental suele implicar una evaluación completa, que incluye un examen físico. Esto puede incluir análisis de sangre o pruebas neurológicas.

El diagnóstico de una afección de salud mental ayuda a los médicos a desarrollar planes de tratamiento con sus pacientes. Sin embargo, el diagnóstico de un trastorno mental no es lo mismo que la necesidad de tratamiento. La necesidad de tratamiento tiene en cuenta la gravedad de los síntomas; el nivel de angustia; el grado de discapacidad asociado con los síntomas; los riesgos y beneficios de los tratamientos disponibles, y otros factores (por ejemplo, síntomas psiquiátricos que complican otras enfermedades).

RELIGIÓN Y ESPIRITUALIDAD EN EL DIAGNÓSTICO PSIQUIÁTRICO

La religión y la espiritualidad se abordan en el manual de clasificación diagnóstica de la Asociación Americana de Psiquiatría (DSM-5-TR*) en el capítulo «Otras afecciones que pueden ser objeto de atención clínica». Estas afecciones, que no son trastornos mentales, pueden afectar al diagnóstico, la evolución, el pronóstico o el tratamiento del trastorno mental de un paciente y, como tales, merecen atención durante el tratamiento.

Del DSM-5-TR:

Problema religioso o espiritual. Problema religioso o espiritual Esta categoría puede utilizarse cuando el foco de atención clínica es un problema religioso o espiritual.

Algunos ejemplos son las experiencias angustiosas que implican la pérdida o el cuestionamiento de la fe, los problemas asociados con la conversión a una nueva fe o el cuestionamiento de los valores espirituales que no necesariamente están relacionados con una iglesia organizada o una institución religiosa.

***Manual Diagnóstico y Estadístico de los Trastornos Mentales, Quinta Edición.*

Cada persona es única y puede manifestar o relatar sus trastornos mentales de distintas maneras. El nivel de angustia y el efecto en la vida cotidiana son consideraciones importantes en el diagnóstico y el tratamiento.

Salud mental y cultura: Las personas de diferentes culturas y orígenes pueden expresar sus trastornos mentales de manera diferente. Por ejemplo, algunas personas son más propensas a acudir a un profesional de la salud con quejas de síntomas físicos causados por un trastorno mental. Otras culturas ven y describen los trastornos mentales de manera diferente a la mayoría de los médicos en los Estados Unidos.

Salud mental y religión/espiritualidad: Una persona puede compartir con un médico, o más comúnmente con un líder religioso, experiencias como recibir un mensaje de «Dios», sentir un castigo por un «pecado», percibir un llamado a una «gran causa sagrada», experimentar posesión por «espíritus malignos» o sentir persecución por una convicción de «cercanía espiritual». Es fundamental distinguir si se trata de síntomas de un trastorno mental como delirios, alucinaciones auditivas o visuales, o paranoia, de experiencias religiosas o espirituales angustiosas, o de una combinación de ambos. (Véase el recuadro sobre Religión y espiritualidad en el diagnóstico psiquiátrico).

Las enfermedades mentales que pueden presentar síntomas con un contexto religioso o espiritual incluyen trastornos psicóticos (por ejemplo, esquizofrenia, trastorno esquizoafectivo), trastornos del estado de ánimo (por ejemplo, depresión mayor, trastornos bipolares) y trastornos por consumo de sustancias, entre otros.

Tratamiento de la salud mental

Los trastornos de salud mental son tratables y es posible mejorar. Muchas personas con trastornos de salud mental recuperan su pleno funcionamiento.

El tratamiento de la salud mental se basa en un plan de tratamiento individualizado desarrollado en colaboración con un profesional de la salud mental y la persona afectada (y sus familiares, si así lo desea). Puede incluir psicoterapia (terapia conversacional), medicación u otros tratamientos. A menudo, la combinación de terapia y medicación es la más eficaz. También se utilizan cada vez más las terapias complementarias y alternativas.

La autoayuda y el apoyo, incluso por parte de una comunidad religiosa y sus líderes, pueden ser muy importantes para que una persona pueda afrontar la situación, recuperarse y sentirse bien. Un plan de tratamiento integral también puede incluir acciones individuales (por ejemplo, cambios en el estilo de vida, grupos de apoyo, ejercicio) que mejoren la recuperación y el bienestar. Los psiquiatras y otros profesionales de la salud mental ayudan a las personas y a las familias a comprender las enfermedades mentales y lo que pueden hacer para controlar o afrontar los síntomas con el fin de mejorar la salud, el bienestar y el funcionamiento.

Terapia conversacional

Aunque los medicamentos pueden ser una parte importante del tratamiento de muchas afecciones de salud mental, es posible que por sí solos no sean suficientes. No pueden sanar las relaciones dañadas ni aportar una perspectiva sobre los retos. Estos

Son cosas que requieren reflexión, pensar, hablar y, para algunos, rezar. Los terapeutas pueden ser de gran ayuda en esta parte vital de la recuperación; están capacitados para ayudar con estos problemas sin juzgar.

La psicoterapia, a veces llamada «terapia conversacional», consiste en una serie de sesiones con un terapeuta cualificado. Dado que los trastornos de salud mental suelen causar problemas complicados que afectan a muchos aspectos de la vida de una persona, las relaciones pueden verse afectadas y puede resultar difícil trabajar, pensar con claridad o tomar buenas decisiones. Hablar abiertamente con una persona de confianza puede ser reconfortante y ayudar a ver los problemas o las situaciones con mayor claridad.

Existen muchos tipos de psicoterapias. Algunos tipos específicos funcionan mejor para ciertos tipos de trastornos de salud mental.

- **La terapia cognitivo-conductual** (TCC) ayuda a las personas a identificar y cambiar los patrones de pensamiento negativos o irracionales que conducen a comportamientos poco útiles.
- **La terapia conductual** se basa en principios de aprendizaje y tiene como objetivo reforzar los comportamientos deseados y eliminar los indeseados.
- **La terapia familiar** proporciona un lugar seguro para que los miembros de la familia compartan sus sentimientos, aprendan mejores formas de interactuar entre sí y encontrar soluciones a los problemas.
- **La terapia de grupo** suele involucrar a un grupo de personas que se enfrentan a una condición de salud mental igual o similar. La discusión es guiada por un terapeuta capacitado. Puede ser muy reconfortante y útil escuchar a otras personas que se enfrentan a los mismos retos y compartir experiencias.
- **La terapia interpersonal** se utiliza para ayudar a los pacientes a comprender los problemas interpersonales subyacentes que les causan dificultades, como el duelo no resuelto y los problemas relacionados con los demás.

ALGUNOS CONSEJOS PARA OBTENER LOS MEJORES RESULTADOS CON LA MEDICACIÓN

- Siga las instrucciones del médico sobre cómo (por ejemplo, con alimentos) y cuándo (por ejemplo, a qué hora del día) tomar la medicación.
- Pregunte sobre los posibles efectos secundarios y cómo lidiar con ellos.
- Asegúrese de que su médico conozca cualquier otro medicamento que esté tomando (incluidos los de venta libre).
- No interrumpa ni cambie la dosis de la medicación sin consultar con su médico.
- Preste atención y tome nota de cómo actúa la medicación y de cualquier efecto secundario.
- Hable con su médico sobre cualquier pregunta o inquietud que tenga.

Medicamentos para trastornos de salud mental

Al igual que muchas personas toman medicamentos a diario para la diabetes o la hipertensión, muchas personas toman medicamentos a diario para tratar un trastorno de salud mental. Los medicamentos pueden ayudar a calmar la ansiedad, aliviar la depresión y mejorar la atención. La edad, las necesidades individuales, la salud general y las preferencias personales son factores importantes a la hora de tomar decisiones sobre la medicación en el tratamiento.

Algunos medicamentos para trastornos de salud mental se toman todos los días, incluso cuando la persona se siente mejor, al igual que con la diabetes o la hipertensión arterial. En algunos casos, es posible que sea necesario tomar medicamentos para trastornos como el trastorno por déficit de atención con hiperactividad (TDAH), la depresión, la ansiedad y la esquizofrenia a largo plazo. Otros medicamentos se toman solo cuando la persona los necesita. Algunos medicamentos ayudan a prevenir la reaparición de los síntomas de una enfermedad como la depresión. El uso exitoso de los medicamentos requiere una comunicación estrecha con el profesional de la salud.

Antes de tomar un medicamento, las personas deben informarse y comprender su propósito, cómo usarlo y los posibles efectos secundarios. También es importante consultar al profesional de salud si experimentan efectos adversos molestos o sienten que algo no está funcionando correctamente.

Los psiquiatras y otros médicos tienen en cuenta las necesidades y los síntomas de cada persona a la hora de determinar los medicamentos que deben recetar. Tendrán en cuenta factores como el estado de salud general y el historial médico, las alergias, el estilo de vida, la edad, los antecedentes familiares y los beneficios y riesgos de la medicación (por ejemplo, el potencial de crear hábito, la interacción con otros medicamentos, los efectos secundarios).

Clases de Medicamentos

CLASE DE MEDICAMENTOS	ENFERMEDADES TRATADAS	INFORMACIÓN ADICIONAL
Antidepresivos	Depresión, trastorno de pánico, trastorno por estrés postraumático, ansiedad, trastorno obsesivo-compulsivo, trastorno límite de la personalidad, bulimia nerviosa	Puede tardar entre 3 y 4 semanas en surtir efecto; más tiempo si la dosis se aumenta gradualmente
Medicamentos antipsicóticos	Síntomas psicóticos (delirios y alucinaciones), esquizofrenia, trastorno bipolar, demencia, trastorno del espectro autista	Algunos efectos secundarios pueden ser extremos, pero pueden tratarse
Estabilizadores del estado de ánimo	Trastorno bipolar	
Sedantes, hipnóticos y ansiolíticos	Sedantes y ansiolíticos: ansiedad, insomnio Hipnóticos: para inducir y mantener el sueño, trastornos del dolor	Las benzodiazepinas (una clase de ansiolíticos) pueden crear hábito; los hipnóticos se recetan solo por un período breve
Estimulantes	TDAH	Los más recetados a los niños.

Fuente: APA, Comprender los trastornos mentales: su guía para el DSM-5

Tratamientos de estimulación cerebral

Existen varias terapias de estimulación cerebral, como la terapia electroconvulsiva (TEC) y la estimulación magnética transcraneal repetitiva (EMTr), que ayudan a tratar algunos trastornos mentales. Estas terapias se suelen utilizar cuando una persona no ha respondido a otros tratamientos y, por lo general, se combinan con otras terapias (psicoterapia o medicación). Las terapias de estimulación cerebral son recetadas y supervisadas por un profesional sanitario con formación y experiencia específicas.

La TEC y la EMTr han sido autorizadas por la Administración de Alimentos y Medicamentos de los Estados Unidos para tratar trastornos mentales específicos. La TEC se utiliza más comúnmente en pacientes con depresión mayor grave o trastorno bipolar que no han respondido a otros tratamientos. La TEC consiste en una breve estimulación eléctrica del cerebro mientras el paciente está bajo anestesia. La EMTr se utiliza para tratar la depresión que no ha respondido a otras terapias; consiste en el uso de campos magnéticos que alternan rápidamente para estimular áreas específicas del cerebro.

Fuente: Instituto Nacional de Salud Mental, Terapias de estimulación cerebral, https://www.nimh.nih.gov/health/topics/brain-stimulation-therapies/brain-stimulation-therapies

Servicios de apoyo entre pares

Los servicios de apoyo entre pares pueden ser una parte importante del tratamiento de salud mental y abuso de sustancias orientado a la recuperación, ya que ayudan a las personas a comprometerse y mantenerse comprometidas con el proceso de recuperación y reducen la probabilidad de recaída.

Los servicios de apoyo entre pares son prestados por personas que han tenido éxito en el proceso de recuperación de trastornos de salud mental y/o consumo de sustancias.

“

Dado que los servicios de apoyo entre iguales son prestados por personas que han tenido éxito en el proceso de recuperación transmiten un poderoso mensaje de esperanza.

”

CORREGIR MITOS SOBRE LA ENFERMEDAD MENTAL

- Una reacción esperada o culturalmente aceptada ante una pérdida o dificultad, como la muerte de un ser querido, no es una enfermedad mental. A veces es habitual tener sentimientos de abatimiento, ansiedad, miedo o enfado.
- Los comportamientos socialmente problemáticos (por ejemplo, políticos, religiosos o sexuales) y los conflictos que se producen principalmente entre el individuo y la sociedad no son enfermedades mentales.
- Las enfermedades mentales no están causadas por la debilidad personal o la falta de carácter.

Los especialistas pares modelan la recuperación, enseñan habilidades y ofrecen apoyo para ayudar a las personas que experimentan problemas de salud mental o consumo de sustancias a llevar una vida significativa en la comunidad. Dado que estos servicios son prestados por pares que han tenido éxito en el proceso de recuperación, transmiten un poderoso mensaje de esperanza. Las funciones de los especialistas en apoyo pares pueden incluir el asesoramiento sobre bienestar, la educación y la defensa, la facilitación de grupos de apoyo, y asistencia para navegar por los servicios y apoyos comunitarios. Los especialistas pares complementan el tratamiento existente.

Grupos de apoyo

Existen muchos tipos de grupos de apoyo, tanto en línea como presenciales, para ayudar con problemas de salud mental y consumo de sustancias. Unirse a estos grupos puede brindar la oportunidad de aprender cómo otras personas están afrontando la situación, escuchar sus historias, hacer preguntas, hablar sobre experiencias personales y ayudar a otros. Los grupos pueden estar facilitados por profesionales o por miembros del grupo.

Terapias alternativas

Muchas personas recurren a terapias de salud alternativas, como los remedios a base de hierbas. Es importante hablar con el profesional de la salud sobre cualquier medicamento, incluidas las terapias alternativas y los medicamentos de venta libre, ya que algunos productos a base de hierbas y medicamentos de venta libre pueden alterar el funcionamiento de otros medicamentos en el organismo.

El papel de la espiritualidad

Los estudios demuestran que las personas que participan en algún tipo de grupo religioso o espiritual tienen un menor riesgo de muerte prematura o enfermedades relacionadas con la salud mental que aquellas que no participan. Las razones de este aparente beneficio no se comprenden bien. Sin embargo, la camaradería, la buena voluntad y el apoyo emocional que ofrecen los grupos religiosos o espirituales también pueden promover una vida saludable y la salud mental. Algunas comunidades religiosas ofrecen servicios de asesoramiento pastoral, que pueden ser un apoyo adicional a la terapia y/o la medicación, y pueden ayudar a las personas a afrontar los retos de salud mental.

TIPOS DE PROFESIONALES DE LA SALUD MENTAL

Los psiquiatras son médicos (M.D. o D.O.) que se especializan en el diagnóstico, tratamiento, y la prevención de enfermedades mentales, incluidos los trastornos por consumo de sustancias. Entre los tratamientos que utilizan se encuentran la medicación y la terapia conversacional.

Los psicólogos tienen un doctorado y una formación especial en salud mental. Suelen ayudar a las personas con enfermedades mentales ofreciéndoles pruebas y psicoterapia.

Los trabajadores sociales clínicos abordan problemas individuales y familiares como enfermedades mentales graves, abuso de sustancias y conflictos domésticos mediante asesoramiento, terapia y defensa. La mayoría tiene un máster en trabajo social.

Los enfermeros psiquiátricos trabajan con individuos, familias, grupos y comunidades, evaluando y ayudando a tratar sus necesidades de salud mental.

Los consejeros profesionales licenciados ayudan a las personas con muchos tipos de problemas, incluidos los de salud mental.

Los consejeros pastorales certificados tienen una profunda formación religiosa o teológica y formación y experiencia en asesoramiento.

Los terapeutas matrimoniales y familiares licenciados suelen ofrecer tratamiento en el contexto de la propia familia o díada de relaciones.

Los médicos de atención primaria (médicos, auxiliares médicos y enfermeras especializadas) suelen ser los primeros en identificar y tratar los problemas de salud mental.

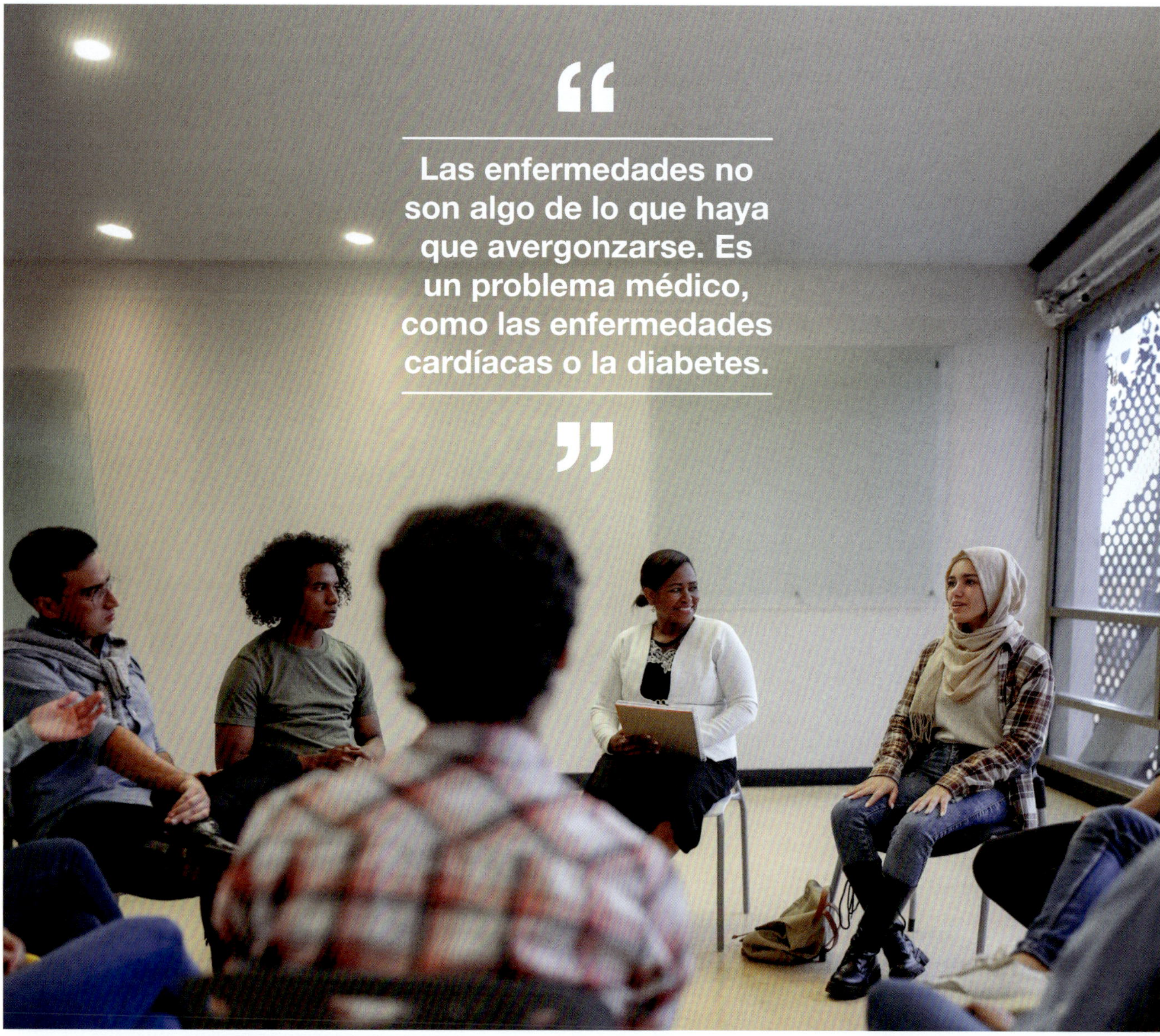
Las enfermedades no son algo de lo que haya que avergonzarse. Es un problema médico, como las enfermedades cardíacas o la diabetes.

QUÉ ESPERAR DE UN PROFESIONAL DE LA SALUD MENTAL

Todo el mundo merece una atención de calidad. Profesionales de la salud mental de alta calidad:

- Preocúpese por todos los aspectos de la vida de la persona y, si es posible, sugiera otras personas con las que pueda hablar sobre necesidades tales como vivienda, ayuda financiera o cuidado infantil.
- Recopilar un historial detallado que incluya preguntas sobre conceptos culturales de angustia, identidad cultural, creencias religiosas/espirituales y factores de apoyo y estresantes.
- Preguntar sobre problemas médicos, como diabetes e hipertensión arterial, y otras enfermedades como el VIH.
- Explicar claramente cualquier diagnóstico y las posibles opciones de tratamiento, incluyendo la terapia conversacional y los medicamentos, así como los posibles efectos secundarios, y técnicas de autoayuda como el ejercicio y los grupos de apoyo.
- Revise la medicación con regularidad y ajuste el tratamiento cuando sea necesario.
- Incluya a los familiares o amigos en las conversaciones sobre el tratamiento cuando sea apropiado.

La conexión entre nuestra mente y nuestro cuerpo

- Nuestra mente y nuestro cuerpo están conectados de muchas maneras importantes. Los problemas que afectan primero a la mente pueden aumentar posteriormente el riesgo de padecer problemas físicos, como diabetes, hipertensión arterial o desnutrición. Por el contrario, los problemas que afectan primero al cuerpo, como una enfermedad o un accidente, pueden afectar a la salud mental (es decir, a las emociones, el pensamiento y el estado de ánimo).
- **El 68 % de los adultos con trastornos mentales** también padecen afecciones médicas
- **El 29 % de los adultos con afecciones médicas** también padecen trastornos mentales

Los adultos que viven con enfermedades mentales graves mueren, en promedio, muchos años antes que otros estadounidenses, en gran parte debido a afecciones médicas tratables.

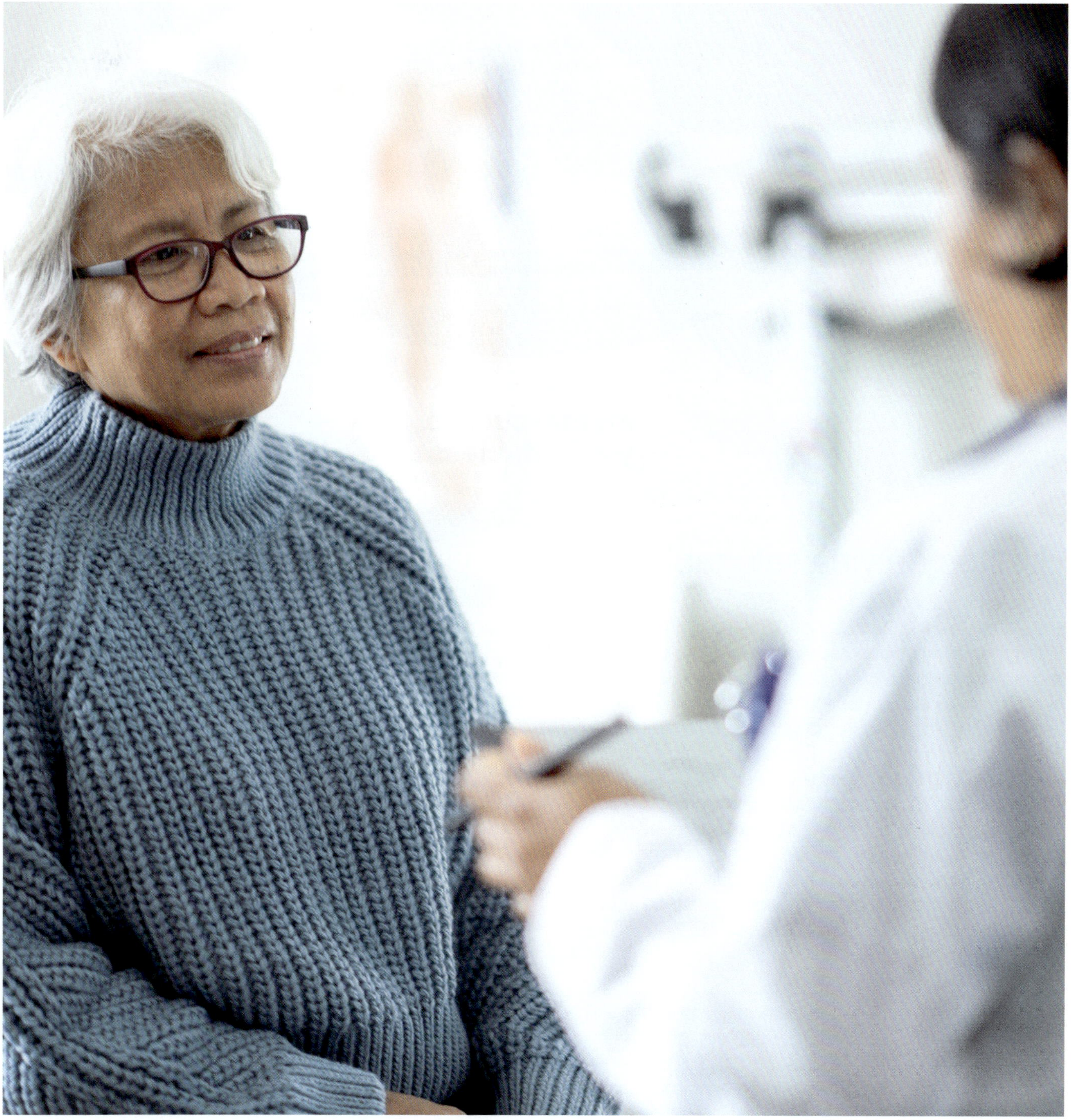

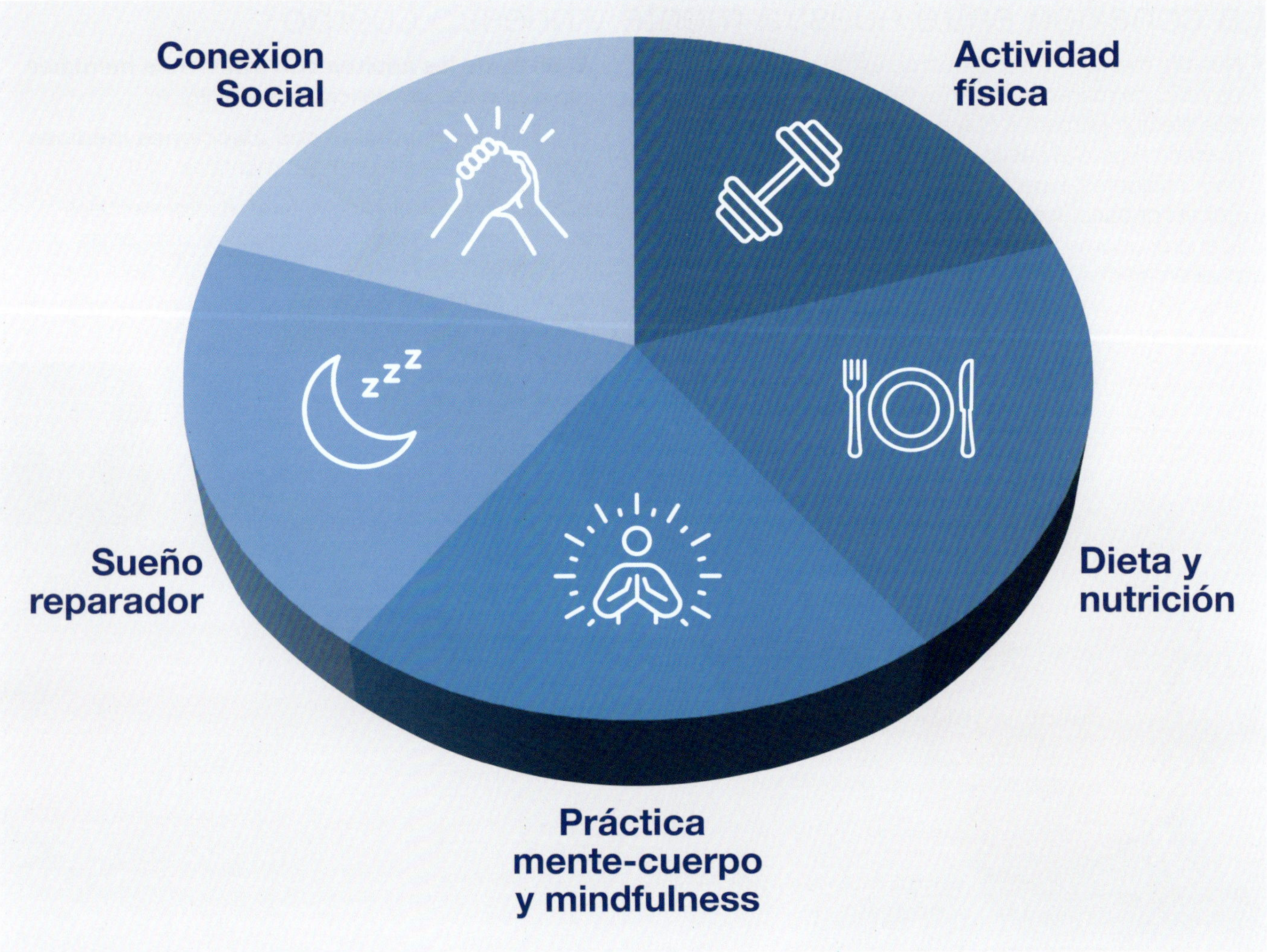

Hábitos de vida saludables para cuidar la salud mental

Las investigaciones sugieren que los comportamientos y hábitos de estilo de vida saludables promueven la salud mental y el bienestar, y pueden utilizarse tanto para prevenir como para tratar trastornos de salud mental, como la ansiedad, la depresión, los trastornos del espectro bipolar, el trastorno por estrés postraumático y los trastornos psicóticos. Estos comportamientos de estilo de vida pueden apoyar y potenciar los beneficios de la medicación, la psicoterapia, y otros tratamientos para trastornos de salud mental. También pueden ayudar a prevenir enfermedades mentales e incluso se ha demostrado que promueven la salud física. Estos comportamientos relacionados con el estilo de vida se agrupan en cinco categorías generales.

Actividad física

Se ha demostrado de forma sistemática que la actividad física o el ejercicio regulares reducen eficazmente los síntomas de las enfermedades mentales y mantienen el bienestar, tanto como tratamiento principal como en combinación con medicación o terapia. El ejercicio es una de las mejores cosas que una persona puede hacer para mejorar su cuerpo, su mente y su estado de ánimo. Esto no tiene por qué significar ir al gimnasio o hacer algo elaborado. La actividad física puede adoptar muchas formas: caminar, correr, clases de fitness, deportes organizados, etc.

Dieta y nutrición

La dieta y la nutrición pueden influir en los síntomas de los trastornos mentales y en el riesgo de padecerlos. Las dietas basadas en alimentos integrales, especialmente verduras, frutas, legumbres, cereales sin procesar, frutos secos, semillas, aceite de oliva y pescado, se asocian con efectos positivos en la salud mental.

Prácticas mente-cuerpo y mindfulness

Las investigaciones también han destacado los beneficios de las prácticas mente-cuerpo, como el yoga, el tai chi, la meditación y la atención plena. Estas actividades pueden reducir el estrés, mejorar el bienestar y contribuir a aliviar los síntomas de los trastornos de salud mental. El yoga combina posturas que estiran y fortalecen los músculos con técnicas de respiración que ayudan a liberar tensión y estrés. La meditación y la atención plena pueden generar una sensación de calma y equilibrio, mejorando el bienestar emocional y la salud general. Existen múltiples técnicas disponibles para relajar los músculos y calmar la mente.

Sueño reparador

El sueño es una necesidad básica del ser humano y resulta fundamental para la salud física y mental, ya que contribuye al correcto funcionamiento del cerebro. Sin embargo, muchas personas no duermen lo suficiente. La falta de sueño o un sueño de mala calidad puede tener múltiples consecuencias para la salud física y mental, además de empeorar los trastornos mentales existentes. Adoptar hábitos y prácticas de sueño saludables puede favorecer la mejora de la salud mental.

Para los problemas de sueño persistentes o más difíciles, la terapia cognitivo-conductual u otros tratamientos pueden ayudar.

Conexiones sociales

Décadas de investigación han demostrado claramente los beneficios de tener conexiones sociales para la salud física, la salud mental y la longevidad. Crear y mantener conexiones sociales contribuye a mejorar ampliamente el bienestar psicológico y la salud, y puede ayudar a prevenir y aliviar los síntomas psiquiátricos.

Consejos para empezar: incorporar comportamientos saludables

Estas prácticas requieren motivación y esfuerzo por parte del individuo. Pueden adoptar muchas formas y adaptarse de muchas maneras. Un principio rector es desarrollar pequeños hábitos sostenibles en diversos ámbitos.

- Evalúe dónde te encuentras: tus principales preocupaciones, tus recursos y los posibles obstáculos para progresar.
- Considere programas de estilo de vida estructurados, como clubes o grupos comunitarios. Pruebe una clase de fitness con amigos para obtener apoyo adicional.
- Busque profesionales de la salud o especialistas que te puedan ayudar con cosas específicas, como un especialista en sueño o un especialista en nutrición.
- Por su cuenta o con la ayuda de sus profesionales de la salud, establezca objetivos que le ayuden a mantenerse en el buen camino.
- Explore la variedad de herramientas digitales, como aplicaciones para la meditación y para el seguimiento del estado físico y la nutrición.

Fuentes: Asociación Americana de Psiquiatría, «Estilo de vida para apoyar la salud mental», https://www.psychiatry.org/ Patients-Families/Lifestyle-to-Support-Mental-Health

Noordsy D et al., 2024, «Informe especial: La psiquiatría del estilo de vida hace hincapié en los comportamientos que favorecen la salud mental», Psychiatric News, 23 de febrero de 2024 (incluye enlaces a referencias y recursos adicionales).

Administración de Servicios de Abuso de Sustancias y Salud Mental, Crear una vida más saludable, una guía paso a paso para el bienestar, https://store.samhsa.gov/product/creating-healthier-life-step-step-guide-wellness/sma16-4958

Parte II

Apoyo de los Líderes Religiosos a las Personas Con Enfermedades Mentales

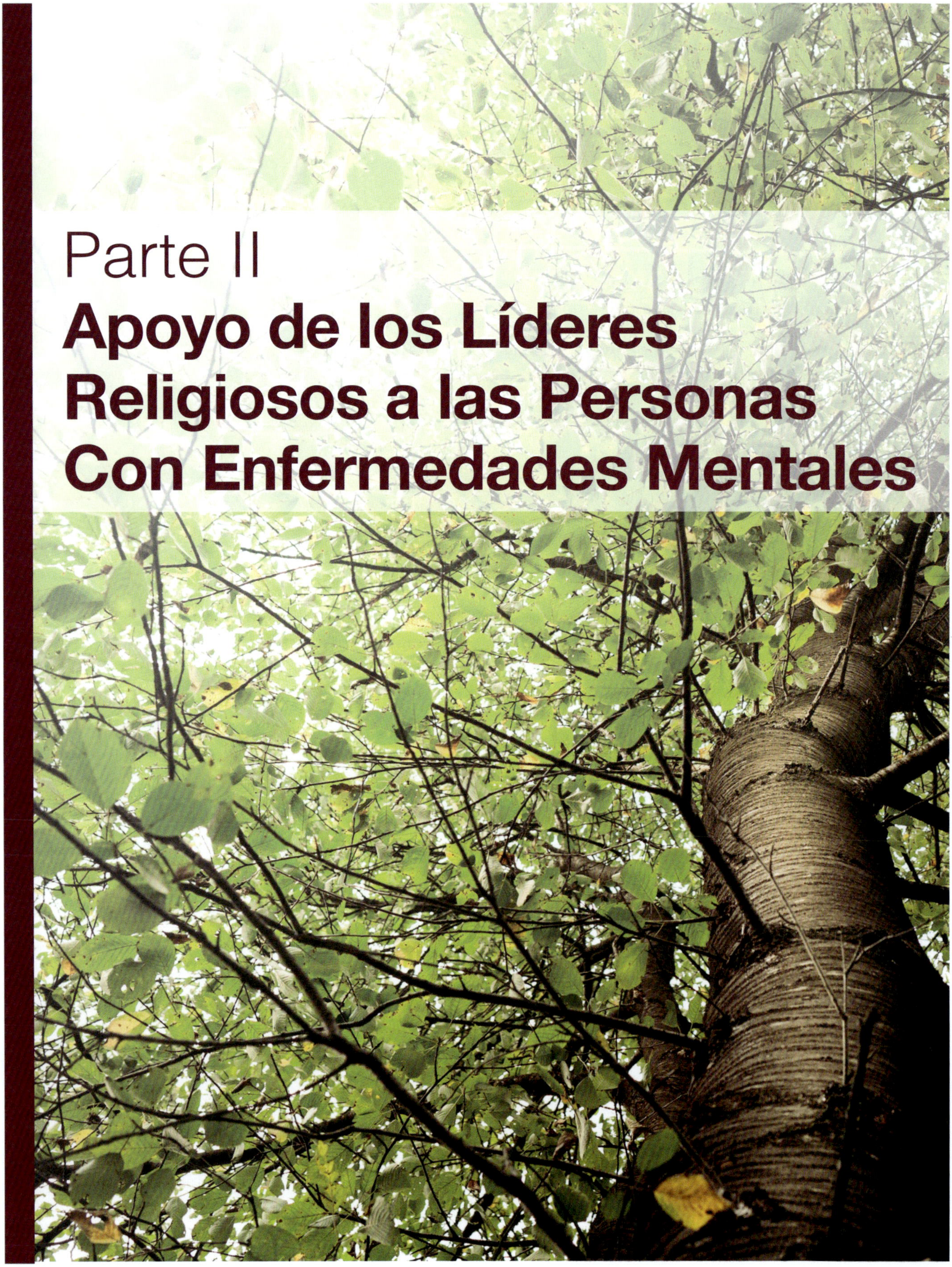

Introducción

Los líderes religiosos son las figuras oficiales de las congregaciones religiosas, cuya principal responsabilidad es velar por el desarrollo espiritual y el cuidado de sus miembros. Frecuentemente, se encuentran con personas que presentan trastornos mentales en diversas situaciones, lo que requiere enfoques diferenciados. A menudo, trabajan junto con miembros voluntarios capacitados de la congregación para brindar apoyo a quienes enfrentan problemas de salud mental.

La Fundación APA ha desarrollado un enfoque y un programa de formación complementario para apoyar a las personas con trastornos mentales, denominado «**Notice. Talk. Act. (Observe. Hable. Actúe)**».Este enfoque en tres pasos consiste en comprender el impacto de la salud mental en las personas y las comunidades y desarrollar los conocimientos y habilidades necesarios para:

OBSERVE los primeros signos de problemas de salud mental

HABLE con las personas y con su comunidad religiosa sobre la salud mental

ACTÚE para poner a las personas en contacto con los servicios de apoyo adecuados que necesitan

La parte II de esta guía se centra en la aplicación del enfoque «**Notice.Talk.Act.**® » (Observe, Hable, Actúee) de la Fundación APA en las comunidades religiosas.

Esta sección ofrece sugerencias y una breve orientación sobre cómo crear un entorno más acogedor para que los miembros de la comunidad religiosa expresen sus preocupaciones sobre la salud mental y cómo ayudar a las personas y familias que se enfrentan a ellas.

Los líderes religiosos pueden dar ejemplo de apertura y resiliencia animando a sus congregaciones a cultivar el bienestar mental, físico y espiritual, y mostrándose abiertos a buscar ayuda para sí mismos si la necesitan. La última sección de esta parte de la guía ofrece información y sugerencias sobre la atención y el apoyo a los líderes religiosos.

(Más información sobre **Notice.Talk.Act.**® en la escuela, apaf.org/school; **Notice. Talk. Act.**® en el trabajo, https://workplacementalhealth.org/NTAatwork

Observe

los primeros signos de problemas de salud mental

La intervención temprana es crucial a la hora de apoyar a alguien que pueda estar enfrentándose a un problema de salud mental. Estar preparado para detectar y reconocer los signos y síntomas es esencial para una intervención y asistencia eficaces. Este proceso comienza con la detección de signos visibles que puedan ser motivo de preocupación y, a continuación, evaluar el nivel de angustia, funcionamiento y peligro potencial de la persona. (Véase el cuadro: Signos visibles que pueden suscitar preocupación sobre una enfermedad mental).

Un paso clave para ayudar a las personas con problemas de salud mental es crear un entorno seguro, solidario, inclusivo y acogedor. Esto va más allá de simplemente abrir las puertas a todo el mundo; implica cultivar un entorno en el que todas las personas se sientan realmente valoradas y aceptadas.

Crear un entorno acogedor

- Infórmese sobre las enfermedades mentales. Identifique las percepciones erróneas, los mitos y el estigma a través de un debate abierto.
- Las enfermedades mentales pueden aislar a las personas y a sus familias. Asegúrese de que se sientan bienvenidas en todos los aspectos de la vida espiritual de su comunidad. Cree un entorno seguro dentro del lugar de culto promoviendo una atmósfera de apertura e inclusión.
- Organice talleres, dé sermones u organice conferencias sobre temas de salud mental para reducir y eliminar el estigma de las enfermedades mentales y crear una mayor aceptación en la comunidad religiosa. Invitar a un profesional de la salud mental a dar una charla en una clase de educación religiosa o en un grupo de debate.
- Transmita la idea de que las enfermedades mentales y el consumo de sustancias no son debilidades espirituales, sino afecciones para las que existe tratamiento. Utilice un lenguaje que respalde la idea de que las enfermedades mentales son afecciones médicas, como la hipertensión arterial.
- Elabore un inventario de los recursos comunitarios y publíquelos en sus sitios web y redes sociales, e inclúyalos en la información escrita que se distribuye dentro de sus congregaciones y comunidades religiosas locales.
- Anime a los líderes religiosos y laicos a familiarizarse con los aspectos básicos de los problemas de salud mental y las formas de responder adecuadamente.
- Identifique a los feligreses que pueden brindar apoyo a las personas y las familias, ya sea en la comunidad o cuando están hospitalizadas. Se debe enfatizar la importancia de la privacidad individual y familiar.

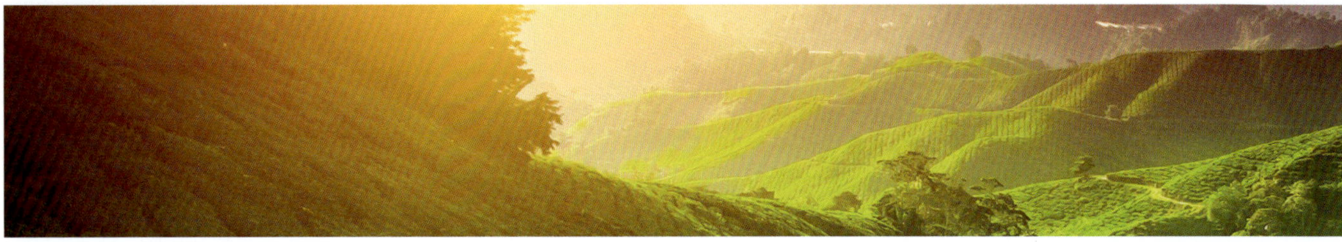

Señales visibles que pueden suscitar preocupación sobre una enfermedad mental

Estas categorías de observación se proporcionan para ayudar a identificar a una persona que pueda tener un problema de salud mental que requiera la atención de un profesional; no son signos definitivos de enfermedad mental.

CATEGORÍAS DE OBSERVACIÓN	EJEMPLOS DE OBSERVACIONES ¿Algo no tiene sentido en su contexto?
Cognición Comprensión de la situación, memoria, concentración	Parece confuso o desorientado Tiene lagunas en la memoria de los acontecimientos Responde a las preguntas de forma inadecuada.
Afecto o Estado de Ánimo Contacto visual, arrebatos emocionales/ indiferencia	Parece triste/deprimido o excesivamente animado Abrumado por la desesperanza/abrumado por las circunstancias Cambia de emoción de forma abrupta
Discurso Ritmo, continuidad, vocabulario (¿Tiene dificultades con el idioma materno?)	Habla demasiado rápido o demasiado lento; omite palabras. Utiliza un vocabulario inconsistente con su nivel educativo. Tartamudea o hace pausas largas al hablar (sin explicación).
Patrones de Pensamiento y Lógica Racionalidad, ritmo, comprensión de la realidad	Parece responder a voces/visiones inusuales. Expresa pensamientos acelerados y desconectados. Expresa ideas extrañas o inusuales
Apariencia Higiene, vestimenta, gestos y comportamientos	Apariencia desaliñada; higiene deficiente Tiembla o se sacude; es incapaz de sentarse o permanecer quieto (sin explicación) Viste de forma inapropiada

Evaluación de la persona

- **Nivel de angustia:** ¿Cuánta angustia, incomodidad o angustia siente? ¿Qué tan bien es capaz de tolerar, manejar o afrontar la situación?
- **Nivel de funcionamiento:** ¿Es capaz de cuidar de sí mismo, resolver problemas y tomar decisiones?
- **Posibilidad de peligro:** ¿Existe peligro para la persona o para otros, incluyendo pensamientos suicidas o comportamientos de riesgo?

Si usted o alguien que conoce necesita ayuda ahora mismo, **llame o envíe un mensaje de texto al 988, o chatee en 988lifeline.org**

988 SUICIDE & CRISIS LIFELINE

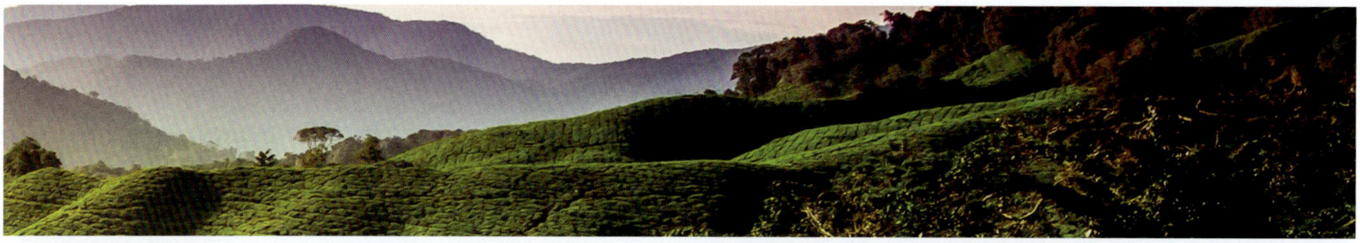

Hable

con personas y comunidades religiosas sobre salud mental.

Cómo abordar a una persona con un problema de salud mentalw

Determine qué comportamiento es preocupante.

Los líderes religiosos deben ser capaces de identificar y evaluar el comportamiento preocupante. Esto puede incluir comportamientos que requieren una intervención porque:

- Interfiere significativamente con el propósito o la tarea de una reunión comunitaria
- Supone una amenaza para sí mismo o para los demás

Los comportamientos perturbadores o preocupantes de las personas deben distinguirse de los comportamientos o apariencias que son diferentes de los demás, pero que no son perturbadores.

Los líderes religiosos deben evaluar si el comportamiento o la apariencia poco convencionales de una persona pueden indicar la necesidad de asesoramiento pastoral o derivación. Todos deben comprender claramente los límites relativos al alcance de los comportamientos poco convencionales, especialmente cuando una congregación busca ser acogedora e inclusiva.

Cómo acercarse a una persona en un servicio comunitario. Antes de interactuar con una persona, tenga en cuenta su propia seguridad, la de la persona y la de los demás. Conozca las políticas o directrices de su organización religiosa sobre cómo equilibrar la inclusión con la seguridad y la protección.

Trabaje con líderes laicos o religiosos (con formación previa o experiencia profesional) para acompañar/ayudar a la persona a permanecer en la reunión, o invitarla o acompañarla a un entorno más adecuado y seguro. Reconozca la voluntad de estar ahí para la persona, incluso si eso significa buscar la ayuda de un profesional.

Busque ayuda inmediata cuando una persona represente un peligro para sí misma o para los demás.

Los pensamientos suicidas siempre deben tomarse en serio. **Una persona con tendencias suicidas activas es una emergencia psiquiátrica: llame al 988.**

Preguntas a tener en cuenta

- ¿Hay signos de abuso de sustancias? ¿La persona es una amenaza para sí misma o para los demás? ¿La persona tiene un arma?
- ¿La persona tiene delirios (creencias falsas) o alucinaciones, o muestra una desconfianza o sospecha generalizada hacia los demás?
- ¿Parece que la persona está emocionalmente fuera de control o a punto de perder el control?

Si es así, puede ser necesario derivarla a un profesional de la salud mental.

Distinguir los problemas religiosos o espirituales de las enfermedades mentales

Las necesidades clínicas y las preocupaciones espirituales suelen estar estrechamente relacionadas en las personas creyentes. Quienes padecen trastornos mentales pueden experimentar inquietudes espirituales angustiantes, como cuestionarse: «¿Me ha abandonado Dios? ¿Por qué Dios no me cura? ¿Tomar medicamentos es una prueba de falta de fe?».

Al tratar con personas con problemas tanto espirituales como mentales, reúnase con la persona y/o la familia para evaluar las necesidades y los problemas que están experimentando. Los líderes religiosos deben tener clara la diferencia entre el apoyo religioso/espiritual y el tratamiento clínico profesional.

Considere seguir los pasos del **Modelo C.A.R.A.**

- **Consulte** las políticas y directrices para la atención pastoral y el asesoramiento adoptadas por su denominación o grupo religioso. Por lo general, estas delimitan los límites tanto para el clero como para los feligreses en cuanto a la forma de practicar la atención pastoral.
- **Atienda** al lenguaje que la persona utiliza con usted, como líder religioso, para describir su angustia. Tenga presente que los problemas de salud mental a veces se expresan a través de preocupaciones religiosas o espirituales, como sentir que ha cometido un pecado «imperdonable», enfrentar indecisión vocacional, dificultades familiares o angustia porque las oraciones no parecen ser respondidas. Reconozca que existen diferencias culturales en la manera de entender la salud mental y las cuestiones religiosas o espirituales.

- **Resista** asumir prematuramente que una situación compleja está totalmente relacionada con la religión o la espiritualidad. Cuando los problemas de salud mental no son evidentes, un líder religioso puede decidir, de manera apropiada, ofrecer asesoramiento religioso y orientación espiritual. Si, después de 4 a 6 sesiones, los problemas persisten y el feligrés muestra una sensación de desesperanza y angustia sin disminuir o áreas adicionales de disfunción en su vida, se debe derivar a un profesional clínico. Se debe realizar un diagnóstico más detallado, una evaluación y un tratamiento con su apoyo continuo.
- **Anime** a las personas a buscar ayuda profesional en salud mental si los problemas o inquietudes requieren atención clínica urgente (por ejemplo, intenciones o comportamientos suicidas, desánimo o impulsos de autolesionarse o dañar a otros). Cuando surgen estas inquietudes o problemas, es fundamental derivar inmediatamente a la persona a un profesional de la atención clínica. Se debe asegurar a la persona que usted estará allí para brindarle atención y apoyo espiritual.

Actúe

para poner En contacto a las personas con los servicios de apoyo que necesitan

Es ampliamente reconocido que muchas personas que experimentan problemas de salud mental carecen de acceso a una atención adecuada. Sin embargo, quienes buscan o esperan recibir atención pueden encontrar ayuda en su comunidad religiosa para obtener apoyo inmediato, intervención temprana y orientación sobre los servicios disponibles. Además, algunos lugares de culto ofrecen acceso directo a la atención de salud mental con un centro de asesoramiento interno o afiliado.

Cuándo derivar a un profesional de la salud mental

A menudo, los líderes religiosos no saben cuándo derivar a una persona a un profesional de la salud mental.

Situaciones en las que puede ser necesario derivar de forma inmediata o urgente a un profesional de la atención clínica

- Cuando una persona representa un peligro inmediato para sí misma o para los demás. Cuando una persona muestra un problema emocional o de conducta que constituye una amenaza para la seguridad de la persona o de quienes la rodean (por ejemplo, comportamiento agresivo grave, un trastorno alimentario fuera de control, automutilación como cortes u otros comportamientos autodestructivos).
- Suicidio. Los pensamientos suicidas siempre deben tomarse en serio. Es posible que una persona no comparta estos pensamientos con usted, pero los familiares pueden estar al tanto de comportamientos preocupantes, como el aislamiento. Los pensamientos, intenciones, planes y/o comportamientos suicidas deben tratarse como situaciones de emergencia que requieren evaluación/consulta psiquiátrica inmediata. No dude en llamar al 988 para pedir ayuda.

Otras situaciones en las que puede ser útil derivar a la persona a servicios profesionales de salud mental

- Problemas de desarrollo (niños/adolescentes)
- Duelo prolongado (la tristeza asociada con la muerte de un ser querido puede progresar a baja autoestima, pensamientos suicidas, sentimientos de culpa y falta de interés)
- Disfunción familiar
- Abuso de sustancias/adicción
- Cambios significativos en el sueño (la falta de sueño o dormir demasiado pueden estar relacionados con múltiples afecciones de salud, como depresión, ansiedad y trastorno de estrés postraumático).
- Cuando se ha trabajado con una persona con problemas conductuales o emocionales durante 6-8 sesiones sin una mejora significativa.
- Cuando una persona está angustiada y percibe que no tiene a nadie en quien confiar o en quien apoyarse, o cuando recientemente ha dejado de recibir apoyo y se ha aislado más.

Si es posible, trabaje con un profesional de la salud mental u otro personal médico con formación y experiencia en salud mental que pueda ayudar a evaluar la situación y recomendar el recurso más adecuado para las necesidades y circunstancias particulares de la persona.

Cómo derivar a alguien para que reciba tratamiento de salud mental

- **Comunique claramente la necesidad de derivación.** Haga que la derivación sea un proceso colaborativo entre la persona y/o la familia y el líder religioso: «Pensemos juntos cuáles son los recursos de ayuda que le serán más útiles». Sea claro sobre la diferencia entre el apoyo espiritual y la atención clínica profesional.
- **Asegure a la persona y a la familia que les acompañará en el proceso** y les ayudará a superar cualquier obstáculo. Intente comprender las posibles barreras o ideas preconcebidas que puedan dificultar el proceso (miedos, estigmas, malentendidos religiosos, dificultades económicas, etc.). Pregunte por el seguro médico.
- **Elabore una lista de profesionales para consulta inmediata.** En algunos casos, puede ser útil ayudar a encontrar un profesional y concertar una cita.

- **Haga un seguimiento.** Manténgase en contacto con la persona y/o la familia para ver cómo evoluciona la situación. Proporcione el apoyo espiritual necesario para mantener el rumbo. Ofrezca recursos comunitarios (véase la sección de recursos). Apoye la reintegración de la persona en la comunidad religiosa (si es necesario).

Tenga en cuenta que no todas las personas/familias aceptarán inmediatamente la necesidad de una derivación. Si este es el caso, continúe acompañando a la familia mientras le brinda orientación.

En caso de emergencia, llame al 988 o acuda al hospital más cercano.

Cómo lidiar con la resistencia a aceptar tratamiento de salud mental

Recuerde, la persona puede tener una enfermedad,

> Si usted o alguien que conoce necesita ayuda ahora mismo, **llame o envíe un mensaje de texto al 988, o chatee en 988lifeline.org**
>
> 988 SUICIDE & CRISIS LIFELINE

pero la persona no es la enfermedad. La salud y las enfermedades mentales implican múltiples factores, entre ellos la biología y la neuroquímica, y no son culpa de la persona, la familia ni nadie más.

Los líderes religiosos se encuentran en una posición única para educar a sus congregaciones sobre la salud mental con el fin de superar el estigma y la vergüenza que a menudo se asocian con las enfermedades mentales, sustituyéndolos por la comprensión y la aceptación.

- **Reconocer el problema.** La resistencia al tratamiento puede deberse al hecho de que la persona no cree tener un problema de salud mental. Ayudar a las personas a comprender que existe un tratamiento eficaz para los problemas que les preocupan es un primer paso importante.
- **Estigma.** Hay que tener en cuenta que, para muchas personas, el estigma que rodea a los trastornos mentales, que incluye estereotipos, prejuicios y discriminación, es una parte importante del proceso de afrontamiento de la enfermedad en sí. Esto abarca tanto el estigma público (la reacción de la población general hacia las personas con enfermedades mentales) como el autoestigma (los prejuicios que las personas con enfermedades mentales tienen contra sí mismas).
- **Experiencias pasadas con la medicación.** Es posible que las personas hayan recibido tratamiento de salud mental en el pasado, pero que luego decidieran por su cuenta dejar de tomar la medicación. El abandono de la medicación puede haber sido motivado por efectos secundarios molestos o porque consideraban que ya no era necesaria. Centrar la conversación en cómo funcionaban mientras tomaban la medicación en comparación con su nivel de funcionamiento actual. Sin medicación puede ser útil para motivar a las personas a considerar la posibilidad de reanudar el tratamiento.
- **Equipo de apoyo.** Un «equipo de apoyo» personal para alguien que se resiste al tratamiento suele ser un recurso valioso. Dicho equipo estaría compuesto por varias personas de confianza que podrían proporcionar comentarios cada vez que observaran que el pensamiento o el comportamiento de la persona interfieren en su capacidad para funcionar. Con el tiempo, un equipo de apoyo podría ayudar a la persona a ver la necesidad de reanudar el tratamiento.
- **Conceptos religiosos.** En ocasiones, los conceptos y creencias religiosas pueden ser una fuente de resistencia al tratamiento. Las personas pueden «depender de Dios» para curarse o considerar que recibir servicios psiquiátricos es una «falta de fe». Pueden interpretar sus síntomas como una «maldición» o un «castigo de Dios». Al entablar una conversación
- y el asesoramiento, un líder religioso puede afirmar de manera útil que «Dios nos ha dado la capacidad de desarrollar medicamentos que son útiles para mantenernos sanos».
- **Desesperanza.** A veces, las personas evitan o interrumpen el tratamiento porque no ven ninguna esperanza en su situación. De hecho, la desesperanza puede ser un síntoma significativo del propio trastorno mental. En algunos casos, las historias de fe de la tradición religiosa de cada uno que ilustran cómo otras personas han encontrado un camino a seguir cuando parece que no hay ninguno, pueden facilitar la esperanza. Las historias personales de quienes han superado momentos de crisis y resistencia también pueden ser eficaces para transmitir la seguridad de que las personas pueden recuperarse si buscan ayuda.
- **Quizás lo más útil sea que el líder religioso exprese su propia confianza en que la persona con problemas puede encontrar la fuerza para dar el siguiente paso hacia su propia recuperación.** Como líder religioso, usted puede transmitir que cada persona es sagrada, es una persona de gran valor y es una persona que, en última instancia, es amada.

Si la resistencia se vuelve extrema y cree que la persona que se resiste al tratamiento puede hacerse daño a sí misma o a otra persona, busque ayuda inmediata; llame al 988.

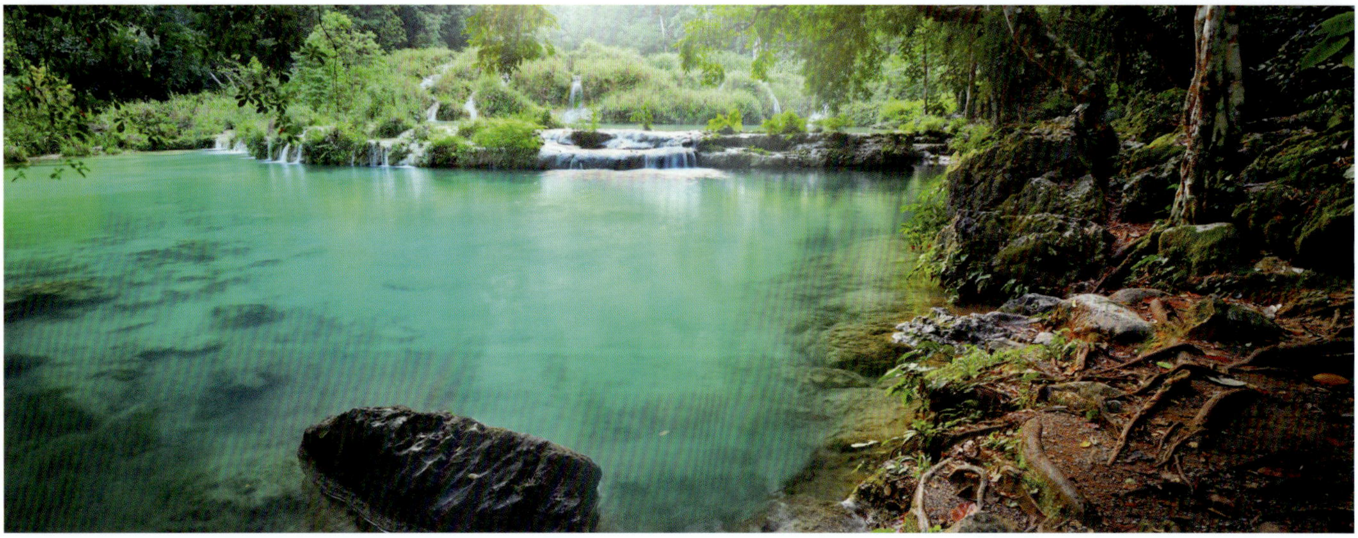

Desarrollar la capacidad de la comunidad congregacional para apoyar a las personas con necesidades de salud mental

Dentro de las comunidades religiosas, a menudo hay muchas personas que proporcionan algún tipo de apoyo comunitario en materia de salud mental. Pueden ser clérigos, diáconos, capellanes, enfermeros de la comunidad religiosa, directores espirituales, miembros de la comunidad con experiencia en el ámbito de la salud o Kalyana Mitta (amigos o guías espirituales de la tradición budista). En su función actual, pueden ofrecer su escucha y apoyo, visitas o oraciones; tender una mano amiga y actuar como puente hacia los servicios profesionales, lo que puede incluir un «derivación acompañada» a los servicios de asesoramiento in situ, a un líder juvenil o a un proveedor asociado.

Con formación adicional, estas personas pueden adquirir las habilidades avanzadas necesarias para responder a las necesidades de salud conductual de su comunidad. Estas habilidades pueden capacitar a los líderes para ayudar a sus compañeros feligreses a alcanzar y mantener la estabilidad, gestionar los síntomas difíciles y participar en los esfuerzos de prevención mediante el uso de herramientas de detección y evaluación basadas en la evidencia. En la sección «Recursos» de esta guía se enumeran varios recursos de formación destinados a reforzar la capacidad de la comunidad para implementar prácticas de apoyo a las personas con necesidades de salud mental.

Ya sea en su capacidad actual o mediante formación adicional, los líderes congregacionales pueden formar parte de un equipo coordinado que brinde apoyo a las personas con problemas de salud mental en cada etapa de su proceso de recuperación.

Fuentes: Asociación Americana de Psiquiatría y Academia de Medicina Psicosomática. 2016. Difusión de la atención integrada en entornos de atención primaria para adultos: el modelo de atención colaborativa, https://www.psychiatry.org/File%20Library/Psychiatrists/Practice/Professional-Topics/Integrated-Care/APA-APM-Dissemination-Integrated-Care-Report.pdf

Formas de prestar apoyo a las personas con trastornos mentales y a sus familias

- Visítelos en el hospital o en su casa.
- Ofrecer oraciones por ellos en los servicios religiosos.
- Llamar por teléfono o enviar tarjetas o cartas.
- Escuchar y dar apoyo moral.
- Ofrecerse a comprar comida o preparar una comida
- Ofrece ayuda con el transporte (para acudir a citas, asistir a servicios religiosos, etc.).
- Ofrecer ayuda con el cuidado de los niños.
- Fomente la creación de redes con grupos de apoyo y defensa de la comunidad.

Actividades educativas y de divulgación basadas en la congregación

Estas actividades pueden crear una cultura de concienciación y reducir las barreras a la atención médica, superando la reticencia de los miembros de la comunidad a buscar atención debido a la desconfianza, el miedo, el coste o la inaccesibilidad.

- La influencia pastoral a través de la palabra y el testimonio puede tener un profundo impacto en el autocuidado y el comportamiento de búsqueda de ayuda de los miembros de la comunidad.
- Los servicios de asesoramiento prestados in situ o a través de socios dedicados ofrecen apoyo inmediato a las personas en crisis, a aquellas que no saben cómo

desenvolverse en el sistema de atención de la salud mental o a las que no tienen seguro o tienen un seguro insuficiente.

- Los servicios de salud mental prestados de manera culturalmente adecuada e integrando las prácticas espirituales y las creencias religiosas de la comunidad, si así se solicita, pueden beneficiar a la persona al ofrecer congruencia entre su salud mental y su fe y comprensión cultural. Esto podría incluir perspectivas sobre cómo manejar y adherirse a los programas de medicación prescritos.

Fuente: Administración de Servicios de Abuso de Sustancias y Salud Mental, Para líderes comunitarios y religiosos, https://www.samhsa.gov/mental-health/how-to-talk/community-and-faith-leaders

> **Para hacer este trabajo, es necesario tener pasión por lo posible; un compromiso con la creatividad, la imaginación y la voluntad; y un deseo de sanación.**
>
> Pastor Michael Walrond
> *First Corinthian Baptist Church*

Proporcionar acceso directo a asesoramiento y tratamiento para la salud mental

En comunidades de todo el país, las congregaciones están satisfaciendo la necesidad de servicios de atención de salud mental culturalmente apropiados, proporcionando acceso directo a apoyo, asesoramiento e incluso tratamiento en materia de salud mental. La forma en que se presta la atención de salud mental en un entorno religioso varía en función de la cultura y la capacidad de la congregación, así como de los recursos clínicos disponibles en la comunidad local.

Por ejemplo, una comunidad religiosa puede decidir apoyar y ubicar un centro de asesoramiento de salud mental en su lugar de culto o cerca de él. Un centro in situ puede contar con uno o más profesionales titulados empleados por la congregación, que pueden evaluar las necesidades y poner en contacto a las personas con un clínico interno o con un clínico externo asociado especializado en salud mental.

El centro de asesoramiento puede estar estructurado como una organización sin ánimo de lucro independiente, afiliada a la congregación, que ofrece servicios gratuitos o con descuento prestados por un equipo de profesionales de la salud mental. Algunos centros internos facturan para obtener el reembolso del seguro, mientras que otros recaudan fondos a través de subvenciones y donaciones de la comunidad para cubrir los servicios y los gastos generales de funcionamiento.

Una comunidad religiosa también puede colaborar con un proveedor de atención de salud mental o una agencia de servicios sociales con base en la comunidad que trabaje en asociación para llegar a las poblaciones desatendidas. Estas asociaciones aprovechan la capacidad de la congregación para ofrecer apoyo y servicios a una persona que padece un trastorno de salud mental.

Dentro de una asociación con un proveedor, los servicios de salud mental pueden prestarse a través de la telesalud, la salud móvil o in situ en el entorno de la congregación por parte de médicos especialistas en salud mental, trabajadores sanitarios comunitarios, trabajadores sociales titulados, compañeros o estudiantes de medicina o enfermería.

Estas y otras iniciativas comunitarias y religiosas están demostrando cómo el hecho de atender a las personas allí donde se encuentran en las comunidades puede ayudar a mejorar los resultados en materia de salud. Los servicios clínicos prestados internamente o en colaboración con un proveedor de atención sanitaria se benefician del valor que las comunidades religiosas aportan a la atención y el apoyo en materia de salud mental.

Consideraciones prácticas para la prestación de atención de salud mental basada en la comunidad

Para las congregaciones religiosas que están estudiando los distintos modelos y prácticas de prestación de atención de salud mental diseñadas para satisfacer las necesidades de su comunidad local, hay varias tareas y consideraciones.

- **Alinear la visión.** Para que una comunidad congregacional dedique tiempo, talento y recursos a una misión que atienda a personas que buscan atención y apoyo en materia de salud mental, debe ser capaz de trazar una línea recta a través de toda la comunidad, desde el clero hasta los feligreses, que alinee y afirme el compromiso, la comprensión y el apoyo de la comunidad a la misión.
- **Evaluar la capacidad y los recursos de la congregación.** ¿Cuáles son los activos de la congregación relacionados con este compromiso? ¿Dispone la congregación de un espacio adecuado que garantice el acceso y la privacidad, de recursos financieros y de profesionales en la comunidad dispuestos a coordinar o prestar servicios?

- **Identificar los activos clínicos de la comunidad sanitaria local.** Estudiar la disponibilidad de médicos locales, centros de salud comunitarios, proveedores de atención sanitaria o de servicios sociales. ¿Podría su lugar de culto convertirse en un punto de acceso a la telesalud para un enfermera practicante que pueda examinar, evaluar y clasificar a los pacientes para apoyar o albergar una unidad de salud móvil?
- **Discernir y establecer límites.** Es esencial establecer límites entre la atención pastoral y los servicios de asesoramiento profesional, así como la confidencialidad en torno al tratamiento de la persona. La confidencialidad entre terapeutas, personal pastoral y voluntarios sin licencia puede ser motivo de preocupación, al igual que las relaciones duales entre clientes y clínicos en un entorno basado en la fe.
- **Planificar la sostenibilidad financiera de la misión.** Si bien algunas comunidades religiosas cuentan con los recursos financieros para apoyar los servicios de asesoramiento en salud mental con donaciones y subvenciones, muchas solicitarán el reembolso de los servicios a pagadores de seguros privados/públicos o se asociarán con proveedores de servicios sociales o de atención médica que puedan facturar los servicios prestados.

Fatiga por compasión y agotamiento: autocuidado para los líderes religiosos

Los líderes religiosos a menudo se enfrentan a importantes exigencias emocionales y psicológicas debido a la naturaleza de su trabajo. Abordar la fatiga por compasión y el agotamiento, así como atender al autocuidado, es fundamental para mantener su bienestar y eficacia.

Fatiga por compasión

La fatiga por compasión se refiere al agotamiento emocional y físico que puede producirse por la exigencia constante de ser compasivo y empático, especialmente en los roles de cuidado. Puede conducir a una reducción de la capacidad de empatizar o sentir compasión por los demás.

Síntomas

- Insensibilidad emocional
- Aumento de la irritabilidad
- Dificultad para dormir
- Reducción del sentido de logro personal
- Sensación de desconexión del trabajo y de las personas

Estrategias para gestionar la fatiga por compasión

- **Concienciación y educación.** Comprender los signos y síntomas de la fatiga por compasión. Asistir a talleres o cursos de formación sobre resiliencia emocional.
- **Establecer límites.** Aprender a decir «no» y establecer límites en el tiempo y la energía dedicados a los demás.
- **Buscar apoyo**. Participar en grupos de apoyo entre compañeros o supervisión. Compartir experiencias y estrategias con los colegas.
- **Practicar la atención plena.** Incorporar técnicas de atención plena y relajación en las rutinas diarias.
- **Participar en prácticas espirituales.** Utilizar prácticas espirituales personales para encontrar renovación y fuerza.

Agotamiento

El agotamiento es un estado de cansancio físico y emocional crónico, que a menudo viene acompañado de cinismo y una sensación de menor eficacia profesional. No es un trastorno de salud mental, pero si no se trata, puede dar lugar a trastornos de salud mental.

Síntomas

- Fatiga crónica
- Despersonalización (sentimiento de distanciamiento del trabajo y de los compañeros)
- Reducción del rendimiento y la productividad
- Síntomas físicos (por ejemplo, dolores de cabeza, problemas estomacales)
- Aumento de la negatividad o el cinismo hacia el propio puesto

Estrategias para gestionar el agotamiento

- **Reconocer los signos.** La detección temprana de los síntomas del agotamiento es fundamental para intervenir a tiempo.
- **Equilibrar la carga de trabajo.** Delegar tareas y buscar ayuda cuando sea necesario. Evitar comprometerse en exceso.
- **Tomar descansos.** Los descansos regulares y las vacaciones son esenciales para recargar energías.
- **Desarrollo profesional.** Participe en actividades que promuevan el crecimiento y el desarrollo para que el trabajo siga siendo estimulante.
- **Estilo de vida saludable.** Mantenga una dieta equilibrada, haga ejercicio con regularidad y asegúrese de dormir lo suficiente.

Autocuidado para líderes religiosos

El autocuidado es fundamental para mantener el bienestar personal, lo que a su vez mejora la capacidad de cuidar a los demás de manera eficaz.

Estrategias de autocuidado

1. Autocuidado físico

- Hacer ejercicio con regularidad
- Llevar una dieta saludable
- Dormir lo suficiente

2. Autocuidado emocional

- Buscar asesoramiento o terapia si es necesario
- Participar en aficiones y actividades que te aporten alegría y relajación
- Practicar la gratitud y el pensamiento positivo

3. Cuidado social

- Cultivar relaciones de apoyo fuera del trabajo
- Pasar tiempo de calidad con su familia y amigos.
- Participar en actividades comunitarias.

4. Autocuidado espiritual

- Dedicar tiempo a prácticas espirituales personales (oración, meditación, etc.)
- Asistir a retiros o reuniones espirituales.
- Reflexionar regularmente sobre tus creencias y valores personales

Implementar planes de autocuidado

- **Evaluación.** Evaluar regularmente el bienestar personal e identificar las áreas que requieren atención.
- **Planificación.** Desarrollar un plan de autocuidado que incluya objetivos específicos y alcanzables.
- **Responsabilidad.** Busque un compañero que le ayude a mantener el compromiso con las prácticas de autocuidado.
- **Flexibilidad.** Adapte el plan de autocuidado según sea necesario para responder a las circunstancias y necesidades cambiantes.
- **Evaluación.** Evaluar periódicamente la eficacia del plan de autocuidado y realizar los ajustes necesarios.

Los líderes religiosos pueden servir mejor a sus comunidades abordando la fatiga por compasión y el desgaste profesional mediante el autocuidado proactivo. Dar prioridad a su bienestar garantiza que sigan siendo resilientes y eficaces en sus funciones.

Recursos para individuos/familias:

Recursos y apoyo nacionales y locales

Mental Health America https://mhanational.org/

Ayuda https://mhanational.org/get-help

- Herramientas de evaluación en línea (depresión, trastorno bipolar, ansiedad, trastorno por estrés postraumático y más) https://screening.mhanational.org/screening-tools/

Alianza Nacional sobre Enfermedades Mentales (NAMI) nami.org

- Encuentre una NAMI local
- Grupos de debate en línea
- Línea de ayuda de NAMI: 800-950-NAMI, info@nami.org
- Apoyo y educación para familias: Family-to-Family
- Alianza de Apoyo para la Depresión y el Trastorno Bipolar dbsalliance.org

Asociación Americana de Ansiedad y Depresión adaa.org

- Encuentre un grupo de apoyo local Fundación Americana para la Prevención del Suicidio https://afsp.org/ Academia Americana de Psiquiatría Infantil y Adolescente aacap.org. Página web para familias y jóvenes https://www.aacap.org/AACAP/Families_Youth/AACAP/Families_and_Youth/_Home.aspx?hkey=fb0befff-aae9-4867-958b-d8b45f5ecb2f

Alcohólicos Anónimos aa.org

Narcóticos Anónimos na.org

Grupos Familiares Al-Anon al-anon.org

SAMHSA Find Help https://www.samhsa.gov/find-help

Centro de Recursos para la Prevención del Suicidio https://sprc.org/

Para líderes religiosos:

Estos son excelentes recursos para que las comunidades religiosas y sus líderes mejoren sus conocimientos y habilidades para servir mejor a sus feligreses.

Recursos generales sobre salud mental

Recursos de la Asociación Americana de Psiquiatría

www.apaf.org/faith/

Referencia rápida sobre salud mental para líderes religiosos: una guía complementaria a esta guía. https://www.appi.org/Products/DSM-Library/Understanding-Mental-Disorders- (1)

Comprender los trastornos mentales: su guía para el DSM-5-TR®

Un libro de la APA basado en la última revisión del texto, la quinta edición, del Manual diagnóstico y estadístico de los trastornos mentales, conocido como DSM-5-TR.

Salud mental culturalmente sensible

Recursos BIPOC de Mental Health America

https://mhanational.org/bipoc

El Centro de Recursos de Salud Mental BIPOC en línea de MHA proporciona información y herramientas para destacar las experiencias únicas de las comunidades BIPOC y apoyar sus procesos de salud mental.

Recursos BIPOC de Crisis Connections

crisisconnections.org/bipoc-mental-health-resources/

Cuando se atraviesan crisis y procesos relacionados con la salud mental, es fundamental buscar el apoyo de alguien que comprenda e incorpore las identidades culturales y raciales en su atención. Estos recursos ayudan a facilitar ese esfuerzo.

Recursos LGBTQ

https://www.ourgap.org/resources/faith-communities-and-the-well-being-of-lgbt-youth

Grupo para el avance de la psiquiatría, las comunidades religiosas y el bienestar de los jóvenes LGBT

Iniciativas de salud mental basadas en la fe

Caminos hacia la promesa https://www.pathways2promise.org/

Ministerios de salud mental https://www.pathways2promise.org/mental-health-ministries

Las enfermedades mentales y las familias creyentes: cómo pueden responder las congregaciones https://www.faithhealthtransformation.org/ wp-content/uploads/2015/12/Mental-Illness-Study-Guide.pdf

El movimiento de acompañamiento pathways2promise.org/companionship

NAMI FaithNet www.nami.org/faithnet

Asociación Nacional Católica sobre Discapacidad https://ncpd.org/resources_and_toolkits/pastoral-response-persons-mental-illness

Respuesta pastoral a las personas con enfermedades mentales

Asociación Nacional Católica sobre Discapacidades www.ncpd.org/disability-ministry/mental-illness

Asociación de Ministros Católicos https://catholicmhm.org/

Apoyo a parroquias y diócesis en el establecimiento de ministerios de salud mental

Fundación Blue Dove https://thebluedovefoundation.org/

Recursos y programas sobre enfermedades mentales y

adicciones en la comunidad judía y más allá

Instituto para la Salud Mental Musulmana www.muslimmentalhealth.com/about/

Movilización de profesionales y provisión de recursos de salud mental culturalmente relevantes

Consorcio Musulmán para la Salud Mental (Estado de Míchigan) https://muslimmentalhealth.psychiatry.msu.edu/

Promoción de la investigación y la formación en salud mental musulmana

Redes Interreligiosas de Salud Mental

Red de Salud Mental de la Iglesia Unida de Cristo https://www.mhn-ucc.org/

Su objetivo es reducir el estigma y promover la inclusión de las personas con enfermedades mentales en las congregaciones, y prevé un futuro en el que estas personas se sientan acogidas, apoyadas, valoradas e incluidas.

Red Interreligiosa sobre Enfermedades Mentales www.inmi.us

Recursos para iniciativas de salud mental en diferentes religiones.

Prevención del suicidio

Alianza Nacional de Acción para la Prevención del Suicidio www.theactionalliance.org/faith-hope-life

Faith.Hope.Life. es una iniciativa para que las comunidades religiosas se involucren en la prevención del suicidio.

Fundación Americana para la Prevención del Suicidio https://afsp.org/

Ofrece amplia información y recursos sobre la prevención del suicidio.

Formación y educación

Asociación para la Educación Pastoral Clínica (ACPE) www.acpe.edu/

Educación y certificación para la atención espiritual y el asesoramiento pastoral

Apoyo comunitario y educación

Instituto GW para la Espiritualidad y la Salud (GWish) https://gwish.smhs.gwu.edu/

Liderazgo en la integración de la espiritualidad y la atención sanitaria.

Instituto para la Familia y la Juventud www.thefyi.org/mental-health-research/

Investigación y programas para apoyar la salud mental de las familias y los jóvenes.

Recursos gubernamentales

SAMHSA Fe y compromiso comunitario https://www.samhsa.gov/faith-based-community-engagement

Iniciativas para apoyar la salud mental en las comunidades religiosas.

Cómo hablar sobre la salud mental: para líderes de comunidades religiosas https://www.samhsa.gov/mental-health/how-to-talk/community-and-faith-leaders

Centro para Asociaciones Religiosas y Vecinales, Departamento de Salud y Servicios Humanos de los Estados Unidos www.hhs.gov/about/agencies/iea/partnerships/index.html

Bienestar de los líderes religiosos

Crear una vida más saludable: guía paso a paso para el bienestar

La guía «Crear una vida más saludable: una guía paso a paso para el bienestar» ofrece estrategias prácticas que las personas pueden adoptar a su propio ritmo, adaptadas a sus capacidades y circunstancias particulares, para promover la salud y el bienestar general. Para los líderes religiosos, esta guía es un recurso inestimable para cultivar su propio bienestar, al tiempo que proporciona enfoques compasivos y prácticos para abordar los retos de la salud mental y el consumo de sustancias. Al adoptar estos principios, los líderes religiosos pueden mejorar su propia calidad de vida.

de la vida, inspirar a otros y fortalecer los lazos dentro de sus congregaciones y comunidades.

https://library.samhsa.gov/product/creating-healthier-life-step-step-guide-wellness/sma16-4958#.

Agradecimientos

La publicación Mental Health: A Guide for Faith Leaders (Salud mental: una guía para líderes religiosos) ha sido posible gracias a la experiencia, el tiempo y los esfuerzos de muchas personas.

Comité Asesor – Salud mental: una guía para líderes religiosos, segunda edición

Paul Summergrad, M.D., presidente de la APA (2014-2015)

Dra. Mary Lynn Dell, D.Min., MHA, Institute of Living/Hartford Healthcare; Iglesia Episcopal de EE. UU. Dr. Alan Fung, M.Phil., Sc.D., Universidad de Toronto

Dale Sebastian, M.D., Facultad de Medicina de Yale

Maureen Sayres Van Niel, doctora en medicina, Junta Directiva de la APAF, Comité de Religión y Espiritualidad de la APA

Jermine D. Alberty, BSB/M, M.Div, Salt Initiative

Reverendo Dr. Que English, Centro para Asociaciones Religiosas y Vecinales, Departamento de Salud y

Servicios Humanos de los Estados Unidos

Heidi Christensen, M.T.S., Centro para Asociaciones Religiosas y Vecinales, Departamento de Salud y Servicios Humanos de los Estados Unidos

Ben O'Dell, M.N.P.S., Centro para las Asociaciones Religiosas y Vecinales, Departamento de Salud y Servicios Humanos de los Estados Unidos

Comité Directivo de Salud Mental y Asociaciones Religiosas

Farha Abbasi, M.D., Universidad Estatal de Míchigan* Jermine D. Alberty, BSB/M, M. Div, Salt Initiative

Capellán Clark Aist, Ph.D., Hospital St. Elizabeth (emérito)*

Vijaya Appareddy, M.D., Comisión para Acabar con las Desigualdades en la Atención Médica Abdul Basit, Ph.D., Universidad de Chicago

Dra. Tiffani Bell, Facultad de Medicina de Virginia/ Universidad Commonwealth de Virginia* Rev. William Byron, S.J., Universidad de San José

Frank Clark, doctor en medicina, Clínica Carilion/Hospital St. Albans*

C. Robert Cloninger, doctor en medicina, Universidad de Washington en St. Louis

Dra. Mary Lynn Dell, D.Min., MHA, Instituto de Vida/ Hartford Healthcare; Iglesia Episcopal de EE. UU. Dra. Tatiana Falcone, Clínica Cleveland

Alan Fung, doctor en Medicina, máster en Filosofía, doctor en Ciencias, Universidad de Toronto*

Bill Gaventa, M.Div., Instituto de Verano sobre Teología y Discapacidad Katrina Gay, Alianza Nacional sobre Enfermedades Mentales

Rvda. Susan Gregg-Schroeder, Ministerios de Salud Mental

James Griffith, doctor en medicina, Universidad George Washington Danielle Hairston, doctora en medicina, Hospital Universitario Howard*

Sidney Hankerson, doctor en medicina, Facultad de Medicina Icahn, Mount Sinai Richard Harding, doctor en medicina, Facultad de Medicina de la Universidad de Carolina del Sur Reverendo Dr. Jason Hays, Primera Iglesia Congregacional*

Reverendo Dr. George Holmes, presidente del Grupo Nacional de Liderazgo Clerical del presidente Barack Obama Reverendo Patrick Howell, S.J., Instituto de Pensamiento y Cultura Católicos, Universidad de Seattle* Reverendo Alan Johnson, Iglesia Unida de Cristo*

Nancy Kehoe, doctora, R.S.C.J., Facultad de Medicina de Harvard* Patrick Kennedy, Foro Kennedy

Warren Kinghorn, doctor en Medicina y doctor en Teología, Centro Médico de la Universidad de Duke

Diácono Tom Lambert, Arquidiócesis de Chicago/Consejo sobre Enfermedades Mentales de la NCPD James Lomax, M.D., Departamento de Psiquiatría Menninger

Francis Lu, doctor en Medicina, Universidad de California, Davis*

Rabina Edythe Mencher, L.C.S.W., Unión para el Judaísmo Reformista

Charles Nemeroff, doctor en medicina, doctor en filosofía, Departamento de Psiquiatría y Ciencias del Comportamiento Reverenda Darlene Nipper, Grupo de Trabajo Nacional LGBTQ

Grayson Norquist, doctor en Medicina, máster en Salud Pública, Instituto de Investigación de Resultados Centrados en el Paciente, Universidad Emory Abraham Nussbaum, doctor en Medicina, máster en Teología, Denver Health/Universidad de Colorado

John Peteet, doctor en Medicina, Facultad de Medicina de Harvard*

Meena Ramani, doctora en Medicina, Centro Médico de la Universidad de Nassau

Curtis Ramsey-Lucas, M.Div., Sociedades Bautistas Americanas de Misiones Domésticas* Aruna Rao, M.A., Alianza Nacional sobre Enfermedades Mentales

Reverendo Craig Rennebohm, M.Div., Pathways to Promise

Sullivan Robinson, M.A., Consejo de Liderazgo para Comunidades Saludables

Reverendo Douglas Ronsheim, Doctor en Ministerio, Asociación Americana de Consejeros Pastorales* Dale Sebastian, Doctor en Medicina, Facultad de Medicina de Yale

Reverendo Gabriel Salguero, Coalición Evangélica Latina Nacional* Reverenda Jeanette Salguero, Coalición Evangélica Latina Nacional* Steven Scoggin, Doctor en Psicología, Consejero Profesional Licenciado, CareNet, Inc.

Altha Stewart, doctora en medicina, Centro de Ciencias de la Salud de la Universidad de Tennessee

Sayyid Syeed, doctor en medicina, Sociedad Islámica de Norteamérica, Oficina para las Alianzas Interreligiosas y Comunitarias

Reverendo Dr. Frank Tucker, Consejo de Liderazgo para Comunidades Saludables

R. Dale Walker, M.D., Universidad de Salud y Ciencias de Oregón Pastora Dianne Young, Centro de Sanación

Obispo William Young, The Healing Center James Zahniser, Ph.D., Pathways to Promise*

*Miembro del grupo de trabajo, Salud mental: una guía para líderes religiosos, primera edición